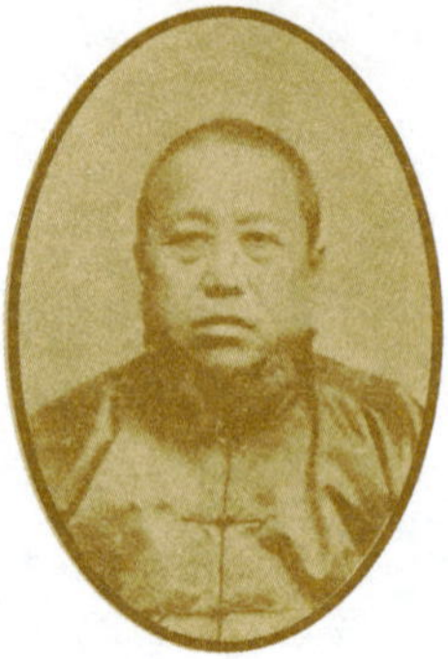

中国近代医学第一人——张锡纯

张锡纯（1860～1933），字寿甫，中国近代杰出的中医临床家、思想家、教育家，其所著《医学衷中参西录》成为继《伤寒论》以来最受医者欢迎的中医经典著作之一，被称为“医学中第一可法之书”，而张锡纯先生也被称为“中国近代医学第一人”。

张锡纯先世原籍山东诸城，明初迁居直隶（今河北省）盐山边务里，遂为盐山人。家道小康，少时广泛涉猎经史子集，因其家训教子孙宜训蒙兼习医而益世润身，遂在读书之暇随父习医。

这期间其中医水平不断提高，常为人疏方看病，教学时文医兼授，弟子中日后有多人以医为业。1885年，他治愈邑中名医高鲁轩、毛仙阁束手的危重症，颇受二人称道，自此应诊几无虚日。然而，1911年前，仍以训蒙、教书为职业。1893年第二次参加秋试再次落弟后，张锡纯开始接触西医及其他西学。1904年，中国废科举，兴学校，张锡纯成为盐山县唯一可教代数和几何学的教员。此时张氏开始接触西医及其它西学。受时代思潮的影响，张氏萌发了衷中参西的思想，遂潜心于医学。

1900年前后十余年的读书、应诊过程，使他的学术思想趋于成熟。1909年，完成《医学衷中参西录》前三期初稿，此时他年近50，医名渐著于国内。1912年，德州驻军统领聘张氏为军医正，从此他开始了专业行医的生涯。1918年，奉天设近代中国第一家中医院——立达医院，聘张氏为院长。1928年春，张氏携眷至天津，援徒并开业行医。组织中西汇通医社，传播学术。

张锡纯主张衷中参西，汇通中西医学。而他在临床医学上有很深的造诣，疗效卓绝，屡起沉疴危证，为医界公认的一代名医。

张锡纯医学全书之四

# 医案讲习录

《医学衷中参西录》第六期

张锡纯　著

刘观涛　点校

學苑出版社

**图书在版编目(CIP)数据**

张锡纯医案讲习录 / 张锡纯著；刘观涛点校. —北京：学苑出版社，2007.3(2013.5 重印)
(张锡纯医学全书)
ISBN 978-7-5077-2833-0

Ⅰ. 医… Ⅱ. ①张…②刘… Ⅲ. 医案-汇编-中国-现代 Ⅳ. R249.7

中国版本图书馆 CIP 数据核字(2007)第 032853 号

**责任编辑**：陈　辉　付国英
**封面设计**：朱晓兰
**出版发行**：学苑出版社
**社　　址**：北京市丰台区南方庄 2 号院 1 号楼
**邮政编码**：100079
**网　　址**：www.book001.com
**电子信箱**：xueyuan@public.bta.net.cn
**销售电话**：010-67675512、67678944、67601101(邮购)
**经　　销**：新华书店
**印 刷 厂**：北京市广内印刷厂
**开本尺寸**：890×1240　1/32
**印　　张**：7
**字　　数**：176 千字
**印　　数**：14001—17000 册
**版　　次**：2007 年 3 月第 1 版
**印　　次**：2013 年 5 月第 6 次印刷
**定　　价**：22.00 元

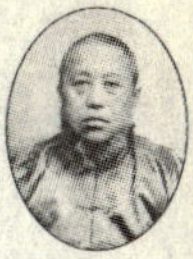



# 前　言

## “中国近代医学第一人”与“第一可法之书”
### ——张锡纯与《医学衷中参西录》

刘观涛

国家中医药管理局直属的《中国中医药报》，专门对大约百位中国当代名老中医做了大型调查：最推崇的中医药学家是谁？最喜爱的中医药著作是哪部？

在《中国中医药报》所调查的这些当代名医中，“最喜欢的中医药学家”选择最多的是张仲景、张锡纯；而“最喜读的中医药著作”选择最多的是《伤寒杂病论》、《医学衷中参西录》。

邓铁涛、朱良春、李可、余国俊、李静等当代中医临床家，为什么纷纷选择张锡纯为最喜欢的中医药学家？为什么会选择《医学衷中参西录》为最喜欢读的中医药著作呢？

原因则是中医学界所公认的：张锡纯对于中医的临床体验，“屡试屡效，而后笔之于书，公诸医界。迨医界亦用其书屡效，而后可传诸异祀，永为医界法程。”所以，后人评价道“历试诸方，莫不应手奏效，如鼓桴之相应。真活人之金丹，济世之慈航也。”张锡纯本人被“医界群推第一人”，其毕生医著系列《医学衷中参西录》被称为“第一可法之书”，“从此知《衷中参西录》实为医学家不可不备之要书也。”

尤为可贵的是：张锡纯的医学经验，被后人称之为“一学就会、一用就灵”，具有非常突出的“可操作性、可复制性”。传统

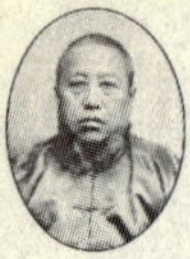



中医教学一般是“取《内经》、《难经》、《伤寒》、《金匮》诸书为讲义。然如此以教学生，取径太远，非阐十年之功于此等书，不能卒业；即能卒业者，果能得心皆应手乎?”而张锡纯本人亲授自己的学生，“惟授以拙著《医学衷中参西录》”、“三年期满，皆能行道救人”。

创作《伤寒论》的张仲景，被公认为“中国古代医学第一人”；那么，著有《医学衷中参西录》系列医著的张锡纯，也被现当代医家推崇为“中国近代医学第一人”。

张锡纯的全部医学著作，唯有《医学衷中参西录》系列而已。本次对于张锡纯医学全书的重新点校、编辑出版，我们采用“奉天章福记书局民国二十年印行版本”为底本、参考“天津中西汇通医社民国二十三年印行版本”对校本。相对于传统的点校出版，本书有三大创新特点：

第一个特点：将卷佚浩繁、广博厚重的张锡纯《医学衷中参西录》全书，进行分门别类，按册出版，方便读者携带和阅读。张锡纯在世之时，考虑到其所有著作卷佚浩繁，超过一百万字，于是张锡纯本人将其医著系列分为“处方、药物、医论、医案、伤寒”五个分册，以方便读者阅读。而目前所出版的张锡纯著作，多为将全部著作汇为一册的厚重开本。所以，本次分卷出版恢复张锡纯生前对其医著的分册原旨，将《医学衷中参西录》系列医著分为五册：处方篇（即《屡试屡效方》）、药物篇（即《中药亲试记》）、医论篇（即《中医论说集》）、医案篇（即《医案讲习录》）、伤寒篇（即《伤寒论讲义》）。

第二个特点：对张锡纯原著中前后章节错乱的地方予以“重新编辑”。因为张锡纯在世的时候，著作都是陆续出版，所以，在“医论篇”中，包含有“药物篇”、“伤寒篇”内容。使得整个分类体例有混乱之处。所以，我们在完全尊崇张锡纯原意的前提下，对全书各册的内容进行了系统化的分类编辑。

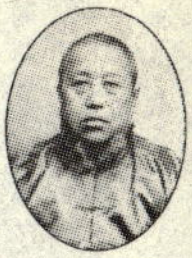



第三个特点：运用现代编辑手段，让医著“层次分明、眉清目秀”。传统对于医学古籍的点校，往往只是进行“断句标点和文字校订”。一点、一校，如此而已。但我们认为：古人由于印刷、排版条件的限制，一般不多换行、不变字体，很容易造成“层次不明、眉眼不清”的弊端。本次对张锡纯《医学衷中参西录》的点校，我们对于文中的案例，全部变为楷体进行区分；到文意明显转换的时候，进行了分段或换行编辑。在完全尊重张锡纯原意、原文的基础上，通过现代编辑手法，让该书的“层次更分明，眉目更清晰。”

2007 年 1 月

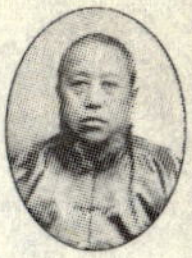



# 目　录



## 《医学衷中参西录》第六期第一卷

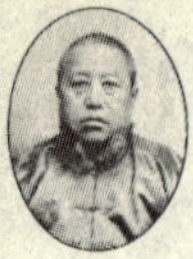





## 《医学衷中参西录》第六期第二卷

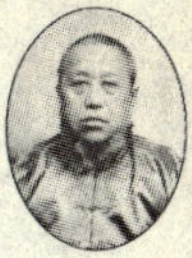

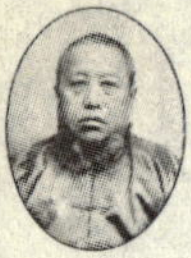



# 《医学衷中参西录》第六期第三卷

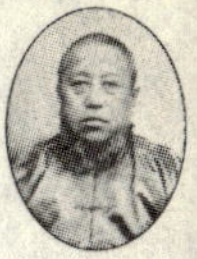





## 《医学衷中参西录》第六期第四卷

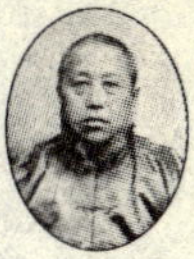





## 《医学衷中参西录》第六期第五卷

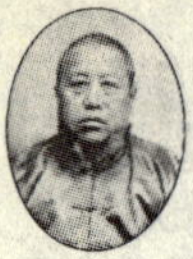

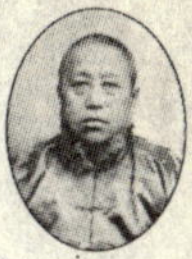

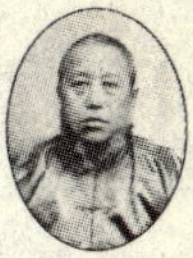



# 序

尝思：医者济世活人之实学也。乃有半生学医，迨用之临证之际，征诸实验而仍毫无把握。此无他，医者意也，通变化裁之妙，原运乎一心，若不能审机观变，息息与病机相赴，纵医病皆本《灵》、《素》，用药皆遵《本经》，制方皆师仲景，亦难随手奏效也。

盐山张寿甫先生，素裕经猷，本怀济世深心，而遭逢不偶，遂一变方针，托医药活人，以偿其济世之初念。是以所著《衷中参西录》，自一期以至五期，医界莫不奉为金科玉律，无待仆之表彰也。今又著成《志诚堂医案》为六期。所出之书，其审病也，洞见隔垣，纤微悉彻；其用药也，化裁因心，措施咸宜。故无论证之至危、至险、至奇、至变，一经诊治，莫不立起沉疴。先生诚神明于医者哉！

且自西法输入以来，中西医士恒相龃龉，而先生独博采兼收，举中医之理想、西医之实验，以互相发明。凡医理深奥之处，莫不昭然尽揭。如此汇通中西，先生以前未有也。

是以医学志报，有称先生为医学革命家，当为医学开新纪元者，洵不误也。且先生书中，常发明养生之理，以辅医药所不逮。

仆素读先生之书，于所论养生之处，初未知注意

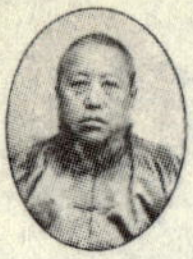





也。后因下焦常觉寒凉，每服补助相火之品，亦似有效，而旬余不服药则寒凉依旧。

先生授以吸升呼降之法（在三期敦复汤后）。习之旬日，顿觉下焦元阳壮旺。

始知凡经先生所发明者，皆可令人遵行。举凡欲习医者，果能于先生之书熟读深思，又何患不得真门径哉！

通县后学李重儒澍田敬序于津沽紫竹林学舍

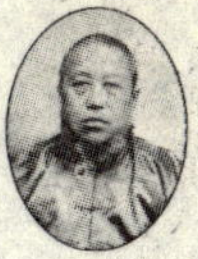



# 题　词

活人事业本农黄，学富五车医更良，
考据精深追汉代，诗歌典雅重三唐。
韩康手制壶中药，抱朴心裁肘后方，
著作等身参造化，群生普济同慈航。

桓仁愚弟袁澍滋霖普敬题

先生同姓是长沙，作述当然为一家，
仲景替人欣得见，从今医界增光华。

东台后学王锡先敬题

独创奇方妙入神，农轩事业不沉沦，
从今识得真门径，化雨春风惠我深。

天津受教弟宋志良谨识

济世经纶抱未伸，安怀小试起疴沉，
良医良相原无二，书著活人字字春。

献县受业宗弟焕文云衢谨识

名著酿成万古春，中西合撰妙通神，
同胞沉疴凭公挽，的是名医第一人。

武清受业赵伯骧云卿谨识

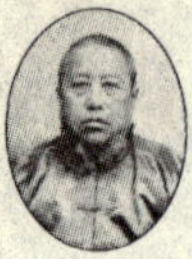



心血结晶书等身，名山著作起疴沉，
不朽事业留天地，字字酿成万古春。

武清受业孙尚義雨亭谨识

合撰中西妙理传，名山书著活人篇，
风行寰海消炎疠，亿万苍生跻大年。

辽源受业王守信止孚谨识

医学混淆颓废年，挺生国手挽狂澜，
活人书著消灾疠，普济群生遍海寰。

青县受业张燕杰毅武谨识

医国医人理可通，良医良相本相同，
生平抱负托灵素，立德立言更立功。

沈阳受业李春元子博谨识

费尽心神五十秋，中西合撰几研究，
瑶编字字皆珠玉，普济苍黎遍九州。

邑中受业孙蕊榜香荪谨识

医界重开新纪年，中西合撰费陶甄，
功堪救世功无量，书可活人书自传。
一掬慈心同旭照，全凭国手挽狂澜，
名山著作留终古，普济群生造化参。

天津受业刘诚柱砥中谨识

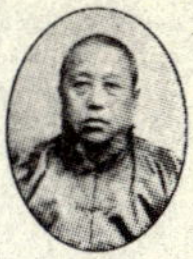



# 例　言

一、石膏为硫氧氢钙化合，宜生用不宜煅用。生用其性凉而能散，煅之则成洋灰，即为鸩毒，断不可用。是以案中石膏皆生用。然又须防药房以煅者伪充，当细辨。

二、赤石脂原为陶土，津沽药房恒和以水烧成陶瓦，以入丸散必伤脾胃。故在津沽用此药，必须加“生”字。然生石脂之名难登于书，是以案中石脂皆生者，而不便加生字也。

三、杏仁之皮有毒，桃仁之皮无毒，故桃仁可带皮用，取其色红能活血也。然恐药房以带皮杏仁误充，故案中桃仁亦开去皮，若真知其为桃仁，带皮用之更佳。

四、䗪虫即土鳖，曾见于《名医别录》，津沽药房竟分之为二种，若方中开䗪虫皆以光背黑甲虫伪充，必开土鳖始与以真䗪虫。是以案中用䗪虫皆开土鳖虫。

五、鲜小蓟根最能止血治肺病，而案中未用者，因药房无鲜小蓟根也。若至地邻山野可自剖取鲜者加入肺病及吐血药中。若不识小蓟者，四期药物讲义曾详言其形状。

六、凡案中所用大剂作数次服者，用其方时亦必须按其服法方为稳妥。又宜切嘱病家如法服药，不可疏忽。病愈药即停服，不必尽剂也。

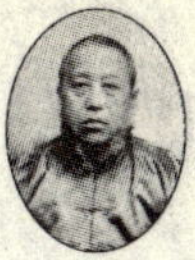



# 《医学衷中参西录》第六期第一卷

## 虚劳喘嗽门

### 虚劳证阳亢阴亏

天津南门外升安大街张媪，年九十二岁，得上焦烦热病。

**病因** 平素身体康强，所禀元阳独旺，是以能享高年。至八旬后阴分浸衰，阳分偏盛，胸间恒觉烦热，延医服药多用滋阴之品始愈。迨至年过九旬，阴愈衰而阳愈亢，仲春阳气发生，烦热旧病反复甚剧。

其哲嗣馨山君，原任哈尔滨税捐局局长，因慈亲年高，于民纪十年辞差归侍温清。见愚所著《衷中参西录》，深相推许，延为诊视。

**证候** 胸中烦热异常，剧时若屋中莫能容，恒至堂中，当户久坐，以翕收庭中空气。有时觉心为热迫，怔忡不宁。大便干燥，四五日一行，甚或服药始通。其脉左右皆弦硬，间现结脉，至数如常。

**诊断** 即此证脉细参，纯系阳分偏盛阴分不足之象。然所以享此大年，实赖元阳充足。此时阳虽偏盛，当大滋真阴以潜其阳，实不可以苦寒泻之。

至脉有结象，高年者虽在所不忌，而究系气分有不足之处，宜以大滋真阴之药为主，而少加补气之以调其脉。

**处方** 生怀山药一两　玄参一两　熟怀地黄一两　生怀地黄八钱
天冬八钱　甘草二钱　大甘枸杞八钱　生杭芍五钱
野台参三钱　赭石轧细六钱　生鸡内金黄色的捣二钱

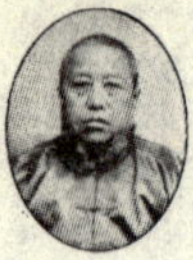


共煎三大盅，为一日之量，徐徐分多次温饮下。

**方解** 方中之义，重用凉润之品以滋真阴，少用野台参三钱以调其脉。

犹恐参性温升，不宜于上焦之烦热，又倍用生赭石以引之下行。

且此证原艰于大便，赭石又能降胃气以通大便也。

用鸡内金者，欲其助胃气以运化药力也。

用甘草者，以其能缓脉象之弦硬，且以调和诸凉药之性也。

**效果** 每日服药一剂至三剂，烦热大减，脉已不结，且较前柔和。

遂将方中玄参、生地黄皆改用六钱，又加龙眼肉五钱，连服五剂，诸病皆愈。

## 虚劳兼劳碌过度

天津二区宁氏妇，年近四旬，素病虚劳，偶因劳碌过甚益增剧。

**病因** 处境不顺，家务劳心，饮食减少，浸成虚劳，已病到卧床懒起矣。

又因有讼事，强令公堂对质，劳苦半日。归家，病大加剧。

**证候** 卧床闭目，昏昏似睡。呼之，眼微开，不发言语，有若能言而甚懒于言者。其面色似有浮热，身间温度三十八度八分。问其心中发热乎？觉怔忡乎？皆颔之。其左脉浮而弦硬，右脉浮而芤，皆不任重按，一息六至。两日之间，惟少饮米汤，大便数日未行，小便亦甚短少。

**诊断** 即其脉之左弦右芤，且又浮数无根，知系气血亏极有阴阳不相维系之象。是以阳气上浮而面热，阳气外越而身热，此乃虚劳中极危险之证也。所幸气息似稍促而不至于喘，虽有咳嗽

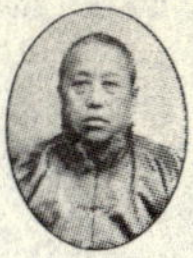



亦不甚剧，知犹可治。

斯当培养其气血，更以收敛气血之药佐之，俾其阴阳互相维系，即可安然无虞矣。

**处方** 野台参四钱 生怀山药八钱 净萸肉八钱 生龙骨捣碎八钱 大甘枸杞六钱 甘草二钱 生怀地黄六钱 玄参五钱 沙参五钱 生赭石轧细五钱 生杭药四钱

共煎汤一大盅，分两次温饮下。

**复诊** 将药连服三剂，已能言语，可进饮食，浮越之热已敛，温度下降至三十七度六分，心中已不发热，有时微觉怔忡，大便通下一次，小便亦利。

遂即原方略为加减俾再服之。

**处方** 野台参四钱 生怀山药一两 甘枸杞八钱 净萸肉六钱 生怀地黄五钱 甘草二钱 玄参五钱 沙参五钱 生赭石轧细 生杭芍三钱 生鸡内金黄色的捣钱半

共煎汤一大盅，温服。

**方解** 方中加鸡内金者，因虚劳之证，脉络多瘀，《金匮》所谓血痹虚劳也。用鸡内金以化其血痹，虚劳可以除根。且与台参并用，又能运化参之补力不使作胀满也。

**效果** 将药连服四剂，新得之病痊愈。

其素日虚劳未能尽愈。俾停服汤药，日用生怀山药细末煮粥，少加白糖当点心服之。每服时送服生鸡内金细末少许，以善其后。

## 肺劳咳嗽由于伏气化热所伤证

高瑞章，沈阳户口登记生，年三十二岁。因伏气化热伤肺，致成肺劳咳嗽证。

**病因** 腊底冒寒挨户检查，感受寒凉，未即成病，而从此身

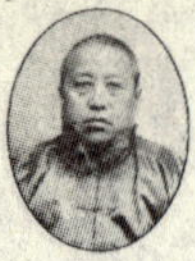



不见汗。继则心中渐觉发热，至仲春其热加甚，饮食懒进，发生咳嗽，浸成肺劳病。

**证候** 其咳嗽昼轻夜重，时或咳而兼喘，身体羸弱，筋骨酸疼，精神时昏愦，腹中觉饥而饮食恒不欲下咽。从前惟心中发热，今则日昳时身恒觉热。大便燥，小便短赤。脉左右皆弦长，右部重按有力，一息五至。

**诊断** 此病之原因，实由伏气化热、久留不去，不但伤肺而兼伤及诸脏腑也。

按此证自述，因腊底受寒，若当时即病，则为伤寒矣。乃因所受之寒甚轻，不能即病，惟伏于半表半里三焦脂膜之中，阻塞气化之升降流通，是以从此身不见汗，而心渐发热。

迨时至仲春，阳气萌动原当随春阳而化热以成温病（《内经》谓冬伤寒春必病温）。乃其所化之热又非如温病之大热暴发能自里达表，而惟缘三焦脂膜散漫于诸脏腑。是以胃受其热而懒于饮食，心受其热而精神昏愦，肾受其热而阴虚潮热，肝受其热而筋骨酸疼，至肺受其热而咳嗽吐痰，则又其显然者也。

治此证者，当以清其伏气之热为主，而以滋养津液药辅之。

**处方** 生石膏捣碎一两 党参三钱 天花粉八钱 玄参八钱
生杭芍五钱 甘草钱半 连翘三钱 滑石三钱
鲜茅根三钱 射干三钱 生远志二钱

共煎汤一大盅半，分两次温服。若无鲜茅根，可以鲜芦根代之。

**方解** 方中之义，用石膏以清伏气之热，而助之以连翘、茅根，其热可由毛孔透出；更辅之以滑石、杭芍，其热可由水道泻出。

加花粉、玄参者，因石膏但能清实热，而花粉、玄参兼能清虚热也。

用射干、远志者，因石膏能清肺宁嗽，而佐以射干、远志，

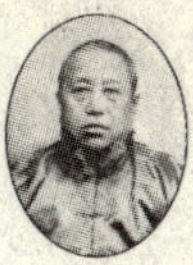



更能利痰定喘也。

用甘草者，所以缓诸凉药之下趋，不欲其寒凉侵下焦也。

至加党参者，实仿白虎加人参汤之义。因身体虚弱者，必石膏与人参并用，始能逐久匿之热邪外出也。今之党参，即古之人参也。

**复诊** 将药连服四剂，热退三分之二，咳嗽吐痰亦愈强半，饮食加多，脉象亦见缓和。

知其伏气之热已消，所余者惟阴虚之热也。当再投以育阴之方，俾多服数剂自能痊愈。

**处方** 生怀山药一两 大甘枸杞八钱 玄参五钱 生怀地黄五钱 沙参五钱 生杭芍三钱 生远志二钱 川贝母二钱 生鸡内金黄色的捣钱半 甘草钱半

共煎汤一大盅，温服。方中加鸡内金者，不但欲其助胃消食，兼欲借之以化诸药之滞泥也。

**效果** 将药连服五剂，病遂痊愈，而夜间犹偶有咳嗽之时。

俾停服汤药，日用生怀山药细末煮作粥，调以白糖当点心服之，以善其后。

## 虚劳咳嗽兼外感实热证

抚顺姚旅长公子，年九岁，因有外感实热久留不去，变为虚劳咳嗽证。

**病因** 从前曾受外感，热入阳明。医者纯用甘寒之药清之，致病愈之后，犹有些余热稽留脏腑，久之阴分亏耗，浸成虚劳咳嗽证。

**证候** 心中常常发热，有时身亦觉热，懒于饮食，咳嗽频吐痰涎，身体瘦弱。



屡服清热宁嗽之药，即稍效，病仍反复。其脉象弦数，右部

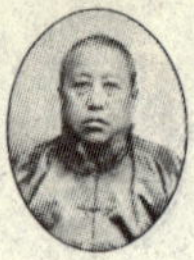


尤弦而兼硬。

**诊断** 其脉象弦数者，热久涸阴，血液亏损也；其右部弦而兼硬者，从前外感之余热，犹留滞于阳明之府也。

至其咳嗽、吐痰，亦热久伤肺之现象也。

欲治此证，当以清其阳明余热为初步。热清之后，再用药滋养其真阴，病根自不难除矣。

**处方** 生石膏捣细两半　大潞参三钱　玄参五钱　生怀山药五钱
鲜茅根三钱　甘草二钱

共煎汤一盅半，分两次温饮下。若无鲜茅根时，可用鲜芦根代之。

**方解** 此方即白虎加人参汤以玄参代知母、生山药代粳米，而又加鲜茅根也。

盖阳明久郁之邪热，非白虎加人参汤不能清之。为其病久阴亏，故又将原方稍微变通，使之兼能滋阴也。加鲜茅根者，取其具有升发透达之性，与石膏并用，能清热兼能散热也。

**复诊** 将药煎服两剂，身心之热大减，咳嗽吐痰已愈强半，脉象亦较前和平。

知外邪之热已清，宜再用药专滋其阴分，俾阴分充足，自能尽消其余热也。

**处方** 生怀山药一两　大甘枸杞八钱　生怀地黄五钱　玄参四钱
沙参四钱　生杭芍三钱　生远志二钱　白术二钱
生鸡内金黄色的捣二钱　甘草钱半

共煎汤一盅，温服。

**效果** 将药连服三剂，饮食加多，诸病皆愈。

**方解** 陆九芝谓："凡外感实热之证，最忌但用甘寒滞泥之药治之。其病纵治愈，亦恒稽留余热，永锢闭于脏腑之中，不能消散，致热久耗阴，浸成虚劳，不能救药者多矣。"——此诚见道之言也。而愚遇此等证，其虚劳不至过甚，且脉象仍有力者，

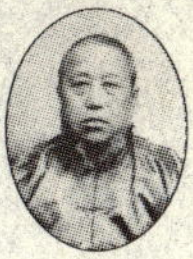



恒治以白虎加人参汤，复略为变通，使之退实热兼能退虚热，约皆可随手奏效也。

## 劳热咳嗽

邻村许姓学生，年十八岁，于季春得劳热咳嗽证。

**病因** 秉性刚强，校中岁底季考，未列前茅，于斯发愤用功，劳心过度；又当新婚之余，或年少失保养，迨至春阳发动，渐成劳热咳嗽证。

**证候** 日晡潮热，通夜作灼，至黎明得微汗其灼乃退。白昼咳嗽不甚剧，夜则咳嗽不能安枕。饮食减少，身体羸瘦，略有动作即气息迫促。左右脉皆细弱，重按无根，数逾七至。

夫脉一息七至，即难挽回，况复逾七至乎？犹幸食量犹佳，大便干燥（此等症忌滑泻），知犹可治。

拟治以峻补真阴之剂，而佐以收敛气化之品。

**处方** 生怀山药一两　大甘枸杞八钱　玄参六钱　生怀地黄六钱
沙参六钱　甘草三钱　生龙骨捣碎六钱　净萸肉六钱
生杭芍三钱　五味子捣碎三钱　牛蒡子捣碎三钱

共煎汤一大盅，温服。

**方解** 五味入汤剂，药房照例不捣。然其皮味酸，核味辛，若囫囵入煎则其味过酸，服之恒有满闷之弊。故徐灵胎谓，宜与干姜之味辛者同服。若捣碎入煎，正可藉其核味之辛以济皮味之酸，无事伍以干姜而亦不发满闷。是以欲重用五味以治嗽者，当注意令其捣碎，或说给病家自检点。

至于甘草多用至三钱者，诚以此方中不但五味酸，萸肉亦味酸，若用甘草之至甘者与之化合（即甲已化土），可增加其补益之力（如酸能齼齿，得甘则不齼齿是明征）是以多用至三钱。

**复诊** 将药连服三剂，灼热似见退，不复出汗，咳嗽亦稍减，而脉仍七至强。

因恍悟此脉之数，不但因阴虚，实亦兼因气虚，犹若力小而强任重者，其体发颤也。

拟仍峻补其真阴，再辅以补气之品。

**处方** 生怀山药一两　野台参三钱　大甘枸杞六钱　玄参六钱
生怀地黄六钱　甘草三钱　净萸肉五钱　天花粉五钱
五味子捣碎三钱　生杭芍三钱　射干二钱
生鸡内金黄色的捣钱半

共煎一大盅，温服。

为方中加台参恐服之作闷，是以又加鸡内金以运化之，且凡虚劳之甚者，其脉络间恒多瘀滞，鸡内金又善化经络之瘀滞也。

**三诊** 将药连服四剂，灼热咳嗽已逾十之七八，脉已缓至六至。此足征补气有效也。爰即原方略为加减，多服数剂，病自除根。

**处方** 生怀山药一两　野台参三钱　大甘枸杞六钱　玄参六钱
生怀地黄五钱　甘草二钱　天冬五钱　净萸肉五钱
生杭芍三钱　川贝母三钱　生远志二钱　生鸡内金黄色的捣钱半

共煎一大盅，温服。

**效果** 将药连服五剂，灼热咳嗽痊愈，脉已复常。

遂停服汤剂。俾日用生怀山药细末煮作茶汤，兑以鲜梨自然汁，当点心服之，以善其后。

## 肺劳喘嗽遗传性证

陈林生，江苏浦口人，寓天津一区玉山里，年十八岁。自幼得肺劳喘嗽证。

**病因** 因其令堂素有肺劳病，再上推之，其外祖母亦有斯病。是以自幼时因有遗传性，亦患此病。

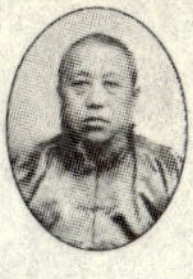



**证候** 其证，初时犹轻，至热时即可如常人，惟略有感冒即作喘嗽。治之即愈，不治则两三日亦可自愈。至过十岁则渐加重，热时亦作喘嗽，冷时则甚于热时，服药亦可见轻，旋即反复。至十六七岁时，病又加剧，屡次服药亦无效，然犹可支持也。

迨愚为诊视，在民纪十九年仲冬，其时病剧已难支持，昼夜伏几，喘而且嗽，咳吐痰涎，连连不竭，无论服何中药，皆分毫无效。惟日延西医注射药针一次，虽不能止咳喘而可保当日无虞。诊其脉，左右皆弦细，关前微浮，两尺重按无根。

**诊断** 此等证，原因肺脏气化不能通畅，其中诸细管即易为痰涎滞塞，热时肺胞松缓，故病犹轻，至冷时肺胞紧缩，是以其病加剧。治之者当培养其肺中气化，使之阖辟有力，更疏瀹其肺中诸细管，使之宣通无滞，原为治此病之正规也。

而此证两尺之脉无根，不但其肺中有病，其肝肾实亦有病。且病因又为遗传性，原非一蹴所能治愈，当分作数步治之。

**处方** 生怀山药一两　大甘枸杞一两　天花粉三钱　天冬三钱
生杭药三钱　广三七捣细二钱　射干三钱　杏仁去皮二钱
五味子捣碎二钱　葶苈子微炒二钱　细辛一钱

药共十一味，前十味煎汤一大盅，送服三七末一钱，至煎渣再服时仍送服余一钱。

**方解** 方中用三七者，恐肺中之气窒塞，肺中之血亦随之凝滞，三七为止血妄行之圣药，更为流通瘀血之圣药，故于初步药中加之；五味必捣碎用者，因其外皮之肉偏于酸，核中之仁味颇辛，酸辛相济，能敛又复能开，若囫囵入汤剂煎之，则力专酸敛，服后或有满闷之弊，若捣碎用之，无事伍以干姜（小青龙汤中五味、干姜并用，徐氏谓此借干姜辛以调五味之酸），服后自无满闷之弊也。

**复诊** 将药连服四剂，咳喘皆愈三分之二，能卧睡两三点钟。其脉关前不浮，至数少减，而两尺似无根。拟再治以纳气归肾之方。

**处方** 生怀山药一两 大甘枸杞一两 野党参三钱
生赭石轧细六钱 生怀地黄六钱 生鸡内金黄色的捣钱半
天冬三钱 牛蒡子捣碎三钱 射干二钱

共煎汤一大盅，温服。

**方解** 参之性补而微升，惟与赭石并用，其补益之力直达涌泉。况咳喘之剧者，其冲胃之气恒因之上逆，赭石实又为降胃镇冲之要药也。

至方中用鸡内金者，因其含有稀盐酸，原善化肺管中之瘀滞以开其闭塞，又兼能运化人参之补力不使作满闷也。

**三诊** 将药连服五剂，咳喘皆愈，惟其脉仍逾五至，行动时犹觉气息微喘。

此乃下焦阴分犹未充足，不能与阳分相维系也。此当峻补其真阴，俾阴分充足自能维系其阳分，气息自不上奔矣。

**处方** 生怀山药一两 大甘枸杞一两 熟怀地黄一两 净萸肉四钱
玄参四钱 生远志钱半 北沙参四钱 怀牛膝三钱
大云苓片二钱 苏子炒捣二钱 生牛蒡子捣碎二钱
生鸡内金钱半

共煎汤一大盅，温服。

**方解** 按：远志，诸家本草皆谓其味苦、性善补肾。而愚曾嚼服之，则其味甚酸，且似含有矾味。后阅西药本草，谓其含有稀盐酸，且谓可作轻吐药（服其末至二钱即可作吐），是其中含有矾味可知。为其酸味，且含有矾味。是以能使肺中多生津液以化凝痰，又可为理肺要药。

此原为肺肾同治之剂，故宜用此肺肾双理之药也。

**效果** 将药连服八剂，行走动作皆不作喘，其脉至数已复常。从此停服汤药，俾日用生怀山药细末，水调煮作茶汤，少调以生梨自然汁，当点心用之，以善其后。

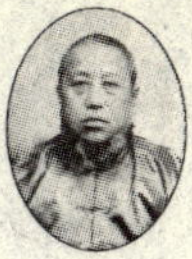



# 肺劳痰喘

徐益林，住天津一区，年三十四岁，业商，得肺劳痰喘证。

**病因** 因弱冠时游戏竞走，努力过度伤肺，致有喘病，入冬以来又兼咳嗽。

**证候** 平素虽有喘证，然安养时则不犯。入冬以来，寒风陡至，出外为风所袭，忽发咳嗽。咳嗽不已，喘病亦发，咳喘相助为虐，屡次延医，服药不愈，夜不能卧。其脉左部弦细而硬，右部濡而兼沉，至数如常。

**诊断** 此乃气血两亏，并有停饮之证。是以其左脉弦细者，气虚也；弦细兼硬者，肝血虚、津液短也；其右脉濡者，湿痰留饮也；濡而兼沉者，中焦气化亦有所不足也。其所以喘而且嗽者，亦痰饮上溢之所迫致也。

拟用小青龙汤，再加滋补之药治之。

**处方** 生怀山药一两　当归身四钱　天冬四钱　寸麦冬四钱
生杭芍三钱　清半夏三钱　桂枝尖二钱五分　五味子捣碎二钱
杏仁去皮二钱　干姜钱半　细辛一钱　甘草钱半　生姜三片

共煎一大盅，温饮下。

**方解** 凡用小青龙汤，喘者，去麻黄、加杏仁，此定例也。若有外感之热者，更宜加生石膏，此证无外感之热，故但加二冬以解姜、桂诸药之热。

**复诊** 将药煎服一剂，其喘即愈。又继服两剂，咳嗽亦愈强半，右脉已不沉，似稍有力，左脉仍近弦硬。

拟再以健胃养肺滋生血脉之品。

**处方** 生怀山药一两　生百合五钱　大枸杞五钱　天冬五钱
当归身三钱　苏子炒捣钱半　川贝母三钱　白术炒三钱

生薏米捣碎三钱　生远志二钱　生鸡内金黄色的捣钱半
甘草钱半

共煎汤一大盅，温服。

**效果**　将药连服四剂，咳嗽痊愈，脉亦调和如常矣。

## 肺劳喘咳

罗金波，天津新旅社理事，年三十四岁，得肺劳喘嗽病。

**病因**　数年之前，曾受肺风发咳嗽，治失其宜，病虽暂愈，风邪锢闭肺中未去，致成肺劳喘嗽证。

**证候**　其病在暖燠之时甚轻，偶发喘嗽，一半日即愈。至冬令则喘嗽连连，必至天气暖和时始渐愈。其脉左部弦硬，右部濡滑，两尺皆重按无根。

**诊断**　此风邪锢闭肺中，久而伤肺，致肺中气管滞塞。暖时肌肉松缓，气管亦随之松缓，其呼吸犹可自如；冷时肌肉紧缩，气管亦随之紧缩，遂至吸难呼易而喘作，更因痰涎壅滞而嗽作矣。其脉左部弦硬者，肝肾之阴液不足也；右部濡滑者，肺胃中痰涎充溢也；两尺不任重按者，下焦气化虚损，不能固摄，则上焦之喘嗽益甚也。

欲治此证，当先宣通其肺，俾气管之郁者皆开后，再投以滋阴培气、肺肾双补之剂以祓除其病根。

**处方**　麻黄钱半　天冬三钱　天花粉三钱　牛蒡子捣碎三钱
杏仁去皮捣碎二钱　甘草钱半　苏子炒捣二钱
生远志去心二钱　生麦芽二钱　生杭药二钱　细辛一钱

共煎汤一大盅，温服。

**复诊**　将药煎服两剂，喘嗽皆愈，而劳动时仍微喘。其脉左部仍似弦硬，右部仍濡，不若从前之滑，两尺犹虚。

此病已去而正未复也。宜再为谋根本之治法，而投以培养之剂。

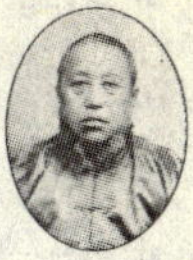



**处方** 野台参三钱 生赭石轧细八钱 生怀山药一两
熟怀地黄一两 生怀地黄一两 大云苓片二钱
大甘枸杞六钱 天冬六钱 净萸肉五钱 苏子炒捣三钱
牛蒡子捣碎三钱

共煎一大盅，温服。

**方解** 人参为补气主药，实兼具上升之力。喻嘉言谓：气虚欲上脱者专用之，转气高不返。是以凡喘逆之证，皆不可轻用人参，惟重用赭石以引之下行，转能纳气归肾，而下焦之气化，遂因之壮旺而固摄。——此方中人参、赭石并用，不但欲导引肺气归肾，实又因其两尺脉虚，即藉以培补下焦之气化也。

**效果** 将药连服十余剂，虽劳动亦不作喘。再诊其脉，左右皆调和无病，两尺重按不虚，遂将赭石减去二钱，俾多服以善其后。

## 肺劳喘嗽兼不寐证

天津一区竹远里，于姓媪，年近五旬，咳嗽有痰微喘，且苦不寐。

**病因** 夜间因不能寐，心中常觉发热。久之，则肺脏受伤，咳嗽多痰，且微作喘。

**证候** 素来夜间不寐，至黎明时始能少睡。后因咳嗽不止，痰涎壅盛，且复作喘，不能安卧，恒至黎明亦不能睡。因之心中发热益甚，懒于饮食，大便干燥，四五日一行。两旬之间，大形困顿。屡次服药无效。其脉左部弦而无力，右部滑而无力，数逾五至。

**诊断** 此真阴亏损，心肾不能相济，是以不眠。久则心血耗散，心火更易妄动以上铄肺金，是以咳嗽有痰作喘。

治此证者，当以大滋真阴为主。真阴足则心肾自然相交，以

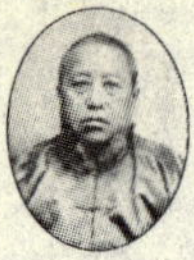



水济火而火不妄动；真阴足则自能纳气归根，气息下达，而呼吸自顺。且肺肾为子母之脏，原相连属，子虚有损于母，子实即有益于母，果能使真阴充足，则肺金既不受心火之铄耗，更可得肾阴之津润，自能复其清肃下行之常，其痰涎咳嗽不治自愈也。若更辅以清火润肺、化痰宁嗽之品，则奏效当更捷矣。

**处方** 沙参一两　大枸杞一两　玄参六钱　天冬六钱
生赭石轧细五钱　甘草二钱　生杭药三钱　川贝母三钱
牛蒡子捣碎一钱　生麦芽三钱　枣仁炒捣三钱　射干二钱

共煎汤一大盅，温服。

**复诊** 将药连服六剂，咳喘痰涎愈十分之八。心中已不发热，食欲已振，夜能睡数时，大便亦不甚燥。诊其脉，至数复常，惟六部重按仍皆欠实，左脉仍有弦意。

拟再峻补其真阴以除病根，所谓上病取诸下也。

**处方** 生怀山药一两　大枸杞一两　辽沙参八钱　生怀地黄六钱
熟怀地黄六钱　甘草二钱　生赭石轧细六钱　净萸肉四钱
生杭芍三钱　生麦芽三钱　生鸡内金黄色的捣钱半

共煎汤一大盅，温服。

**效果** 将药连服二剂，诸病皆愈。俾用珠玉二宝粥（在三期一卷），常常当点心服之，以善其后。

**或问：**两方中所用之药，若滋阴润肺清火理痰止嗽诸品，原为人所共知，而两方之中皆用赭石、麦芽，且又皆生用者，其义何居？

**答曰：**胃居中焦，原以传送饮食为专职。是以胃中之气，以息息下行为顺，果其气能息息下行，则冲气可阻其上冲，胆火可因之下降，大便亦可按时下通。至于痰涎之壅滞、咳嗽喘逆诸证，亦可因之递减。

而降胃之药，固莫赭石若也。然此物为铁氧化合，煅之则铁氧分离，即不宜用，此所以两方皆用赭石，而又必须生赭石也。

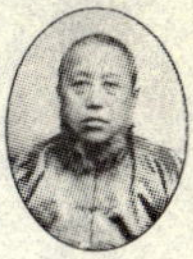



至于麦芽，炒用之善于消食，生用之则善于升达肝气。人身之气化，原左升右降，若但知用赭石降胃，其重坠下行之力或有碍于肝气之上升，是以方中用赭石降胃，即用麦芽升肝，此所以顺气化之自然，而还其左升右降之常也。

## 肺病咳嗽吐血

张耀华，年二十六岁，盐山人，寓居天津一区，业商，得肺病咳嗽吐血。

**病因** 经商劳心，又兼新婚，失于调摄，遂患劳嗽。继延推拿者为推拿两日，咳嗽分毫未减，转添吐血之证。

**证候** 连声咳嗽不已，即继以吐血，或痰中带血，或纯血无痰，或有咳嗽兼喘，夜不能卧，心中发热，懒食，大便干燥，小便赤涩。脉搏五至强，其左部弦而无力，右部浮取似有力，而尺部重按豁然。

**处方** 生怀山药一两　大潞参三钱　生赭石轧细六钱

生怀地黄六钱　玄参六钱　广三七轧细二钱　天冬五钱

净萸肉五钱　生杭芍四钱　射干三钱　甘草二钱

药共十一味，将前十味煎汤一大盅，送服三七末一半，至煎渣重服时，再送服其余一半。

**复诊** 此药服两剂后，血已不吐。又服两剂，咳喘亦大见愈，大小便已顺利，脉已有根，不若从前之浮弦。

遂即原方略为加减，俾再服之。

**处方** 生怀山药一两　大潞参三钱　生赭石轧细六钱

生怀地黄六钱　大甘枸杞六钱　广三七轧细钱半

净萸肉五钱　沙参五钱　生杭芍三钱　射干二钱　甘草二钱

药共十一味，将前十味煎汤一大盅，送服三七末一半，至煎渣重服时，再送服其余一半。

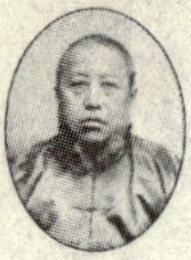



**效果** 将药连服五剂，诸病皆愈，脉已复常，而尺部重按仍欠实。

遂于方中加熟怀地黄五钱，俾再服数剂，以善其后。

## 肺病咳吐脓血

叶凤桐，天津估衣街文竹斋经理，年三十二岁，得肺病咳吐脓血。

**病因** 其未病之前数月，心中时常发热，由此浸成肺病。

**证候** 初觉发热时，屡服凉药，热不减退，大便干燥，小便短赤。后则渐生咳嗽，继则痰中带血，继则痰血相杂，又继则脓血相杂。诊其脉，左部弦长，右部洪长，皆重按颇实。

**诊断** 此乃伏气化热，窜入阳明之腑。医者不知病因，见其心中发热，而多用甘寒滞腻之品，稽留其热，俾无出路。久之，上熏肺部，至肺中结核，因生咳嗽；其核溃烂，遂吐脓血。

斯必先清其胃腑之热，使不复上升熏肺，而后肺病可愈。

特是此热为伏气之热所化，原非轻剂所能消除，当先投以治外感实热之剂。

**处方** 生石膏捣细两半 大潞参三钱生 怀山药六钱 天花粉六钱 金银花四钱 鲜芦根四钱 川贝母三钱 连翘二钱 甘草二钱 广三七轧细二钱

药共十味，将前九味煎汤一大盅，送服三七末一钱，至煎渣再服时，仍送服余一钱。

**方解** 此方实仿白虎加人参汤之义而为之变通也。方中以天花粉代知母，以生山药代粳米，仍与白虎加人参汤无异，故用之以清胃腑积久之实热。而又加金银花、三七以解毒，芦根、连翘以引之上行。此肺胃双理之剂也。

**复诊** 将药连服三剂，脓血已不复吐，咳嗽少愈，大便之干

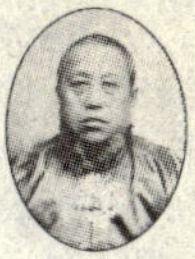



燥，小便之短赤亦见愈。惟心中仍觉发热，脉象仍然有力，拟再投以清肺泻热之剂。

**处方** 天花粉八钱 北沙参五钱 玄参五钱 鲜芦根四钱

川贝母三钱 牛蒡子捣碎三钱 五味子捣细二钱

射干二钱 甘草轧细二钱

药共九味，将前八味煎汤一大盅，送服甘草末一钱。至煎渣再服时，仍送服余一钱。方中五味，必须捣碎入煎，不然则服之恒多发闷。

方中甘草，无论红者、黄者皆可用，至轧之不细时，切忌锅炮。若炮，则其性即变，非此方中用甘草之意矣。用此药者，宜自监视轧之，或但罗取其头次所轧之末亦可。

**效果** 将药连服五剂，诸病皆愈，惟心中犹间有发热之时，脉象较常脉似仍有力。为善后计，俾用生怀山药轧细，每用七八钱或两许，煮作茶汤，送服离中丹钱许或至钱半（多少宜自酌），当点心用之。后此方服阅两月，脉始复常，心中亦不复发热矣。

离中丹为愚自制之方，即益元散方以生石膏代滑石也。盖滑石宜于湿热，石膏宜于燥热，北方多热而兼燥者，故将其方变通之。凡上焦有实热者，用之皆有捷效。

**或问：**伏气化热，原可成温，即无新受之外感，而忽然成温病者是也。此证伏气所化之热，何以不成温病而成肺病？

**答曰：**伏气之侵入，伏于三焦脂膜之中，有多有少。多者化热重，少者化热轻。化热重者当时即成温病，化热轻者恒循三焦脂膜而窜入各脏腑。愚临证五十年，细心体验，知有窜入肝胆病目者；窜入肠中病下痢者；有窜入肾中病虚劳者；窜入肺中病咳嗽久而成肺病者；有窜入胃中病吐衄而其热上熏亦可成肺病者，如此证是也。

是以此证心中初发热时，医者不知其有伏气化热入胃，而泛以凉药治之，是以不效，而投以白虎加人参汤即随手奏效。至于

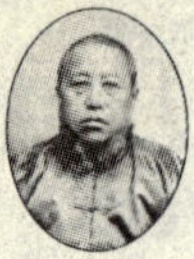



不但用白虎汤而必用白虎加人参汤者，诚以此证已阅数月，病久气化虚损，非人参与石膏并用，不能托深陷之热外出也。

## 肺病咳吐痰血

乔邦平，年三十余，天津河东永和甡木厂分号经理，得咳吐痰血病。

**病因** 前因偶受肺风，服药失宜，遂患咳嗽。咳嗽日久，继患咳血。

**证候** 咳嗽已近一年，服药转浸加剧。继则痰中带血，又继则间有呕血之时，然犹不至于倾吐。其心中时常发热，大便时常燥结，幸食欲犹佳，身形不至羸弱。其脉左部近和平，右部寸关俱有滑实之象。

**诊断** 证脉合参，知系从前外感之热久留肺胃，金畏火刑，因热久而肺金受伤，是以咳嗽；至于胃腑久为热铄，致胃壁之膜腐烂，连及血管，是以呕血。至其大便恒燥结者，因其热下输肠中，且因胃气因热上逆失其传送之职也。

治此证者，当以清肺胃之热为主，而以养肺降胃之药辅之。

**处方** 生石膏细末二两　粉甘草细末六钱　镜面朱砂细末二钱

共和匀，每服一钱五分。

**又方** 怀山药一两　生赭石轧细八钱　天冬六钱　玄参五钱
沙参五钱　天花粉五钱　生杭药四钱　川贝母三钱
射干二钱　儿茶二钱　甘草钱半　广三七轧细二钱

共药十二味，将前十一味煎汤送服三七一钱。至煎渣再服时，再送服一钱。

每日午前十点钟服散药一次，临睡时再服一次。汤药则晚服头煎，翌晨服次煎。

**效果** 如法服药三日，咳血吐血皆愈，仍然咳嗽。遂即原方

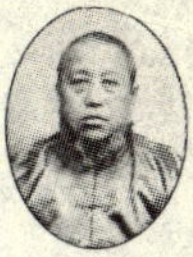



去沙参加生百合五钱，米壳钱半，又服四剂，咳嗽亦愈，已不发热，大便已不燥结。

俾将散药惟头午服一次，又将汤药中赭石减半，再服数剂以善其后。

# 气病门

## 大气下陷兼小便不禁

陈禹廷，天津东四里沽人，年三十五岁，在天津业商，于孟冬得大气下陷兼小便不禁证。

**病因**　禀赋素弱，恒觉呼吸之气不能上达，屡次来社求诊，投以拙拟升陷汤（在三期四卷）即愈。后以出外劳碌过度，又兼受凉，陡然反复甚剧，不但大气下陷且又小便不禁。

**证候**　自觉胸中之气息息下坠，努力呼之犹难上达。其下坠之气行至少腹，小便即不能禁，且觉下焦凉甚，肢体无力。其脉左右皆沉濡，而右部寸关之沉濡尤甚。

**诊断**　此胸中大气下陷之剧者也。

**按：**胸中大气，一名宗气。《内经》谓其积于胸中，以贯心脉，而行呼吸。盖心肺均在膈上，原在大气包举之内。是以心血之循环，肺气之呼吸，皆大气主之。

此证因大气虚陷，心血之循环无力，是以脉象沉濡而迟，肺气之呼吸将停；是以努力呼气外出而犹难上达。不但此也，大气虽在膈上，实能斡旋全身、统摄三焦，今因下陷而失位无权，是以全身失其斡旋，肢体遂酸软无力；三焦失其统摄，小便遂泄泻不禁。其下焦凉甚者，外受之寒凉随大气下陷至下焦也。

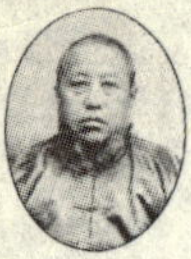



此证之危，已至极点。当用重剂升举其下陷之大气，使复本位，更兼用温暖下焦之药，祛其寒凉，庶能治愈。

**处方** 野台参五钱　乌附子四钱　生怀山药一两

煎汤一盅，温服，此为第一方。

**又方** 生箭芪一两　生怀山药一两　白术炒四钱　净萸肉四钱　萆薢二钱　升麻钱半　柴胡钱半

共煎药一大盅，温服，此为第二方。

先服第一方，后迟一点半钟即服第二方。

**效果** 将药如法各服两剂，下焦之凉与小便之不禁皆愈。惟呼吸犹觉气分不足，肢体虽不酸软，仍觉无力。

遂但用第二方，将方中柴胡减去，加桂枝尖钱半，连服数剂，气息已顺。

又将方中升麻、桂枝皆改用一钱，服至五剂，身体健康如常，遂停药勿服。

**或问：**此二方前后相继服之，中间原为时无多，何妨将二方并为一方？

**答曰：**凡欲温暖下焦之药，宜速其下行，不可用升药提之。若将二方并为一方，附子与升、柴并用，其上焦必生烦躁，而下焦之寒凉转不能去。惟先服第一方，附子得人参之助，其热力之敷布最速。是以为时虽无多，下焦之寒凉已化其强半；且参、附与山药并用，大能保合下焦之气化，小便之不禁者亦可因之收摄。此时下焦受参、附、山药之培养，已有一阳来复徐徐上升之机。已陷之大气虽不能因之上升，实已有上升之根基。

遂继服第二方，黄芪与升、柴并用，升提之力甚大，藉之以升提下陷之大气，如人欲登高山则或推之，或挽之，纵肢体软弱，亦不难登峰造极也。且此一点余钟，附子之热力已融化于下焦，虽遇升、柴之升提，必不至上升作烦躁。审斯，则二方不可相并之理由，及二方前后继服之利益，不昭然乎！

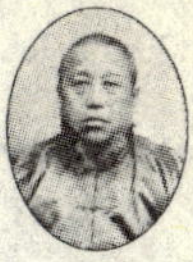


**或问：**萆薢之性，《别录》谓其治失溺，是能缩小便也；《甄权》谓其治肾间膀胱缩水，是能利小便也。今用于第二方中，欲藉之以治小便不禁明矣。是则《别录》之说可从，《甄权》之说不可从欤？

**答曰：**二书论萆薢之性相反，而愚从《别录》不从《甄权》者，原从实验中来也。

曾治以小便不通证，其人因淋疼，医者投以萆薢分清饮两剂，小便遂滴沥不通。后至旬月，迎愚为诊视。既至，已舁诸床，奄奄一息，毫无知觉。脉细如丝，一息九至。

愚谓病家曰："此证小便不通，今夜犹可无碍，若小便通下则危在目前矣。"病家再三恳求，谓小便通下纵有危险，断不敢怨先生。

愚不得已为开大滋真阴之方，而少以利小便之药佐之。将药灌下，须臾小便通下，其人遂脱，果如所料。

由此深知，萆薢果能缩小便，断不能通小便也。然此药在药房中，恒以土茯苓伪充，土茯苓固利小便者也。若恐此药无真者，则方中不用此药亦可。再者，凡药方之名美而药劣者，医多受其误，萆薢分清饮是也。其方不但萆薢能缩小便，即益智之涩、乌药之温亦皆与小便不利。尝见有以治水肿，而水肿反加剧者；以之治淋病，而淋病益增疼者。如此等方宜严加屏斥，勿使再见于方书，亦扫除医学障碍之一端也。

**或问：**人身之血，原随气运行，如谓心血之循环大气主之，斯原近理。至肺之呼吸，西人实验之，而知关于延髓。若遵《内经》之谓呼吸亦关大气，是西人实验亦不足凭欤？

**答曰：**西人之实验原足凭，《内经》之所论亦宜确信。譬如火车，延髓者，机轮也；大气者，水火之蒸汽也。无机轮火车不能行，无水火之蒸汽火车亦不能行。《易》云："形而上者谓之道，形而下者谓之气。"西人注重形下，是以凡事皆求诸实见；

中医注重形上，恒由所见而推及于所不见。

《内经》谓：“上气不足，脑为之不满，耳为之苦鸣，头为之倾，目为之眩。”夫上气者，即胸中大气也。细审《内经》之文，脑部原在大气斡旋之中，而延髓与脑相连，独不在大气斡旋之中乎？由斯知延髓之能司呼吸，其原动力固在大气也。《内经》与西说原不相背。是以当今欲求医学进步，当汇通中西以科学开哲学之始，即以哲学济科学之穷。通变化裁，运乎一心，自于医学能登峰造极也。

## 大气下陷

李登高，山东恩县人，年三十二岁，寓天津河东瑞安街，拉洋车为业，得大气下陷证。

**病因** 腹中觉饥，未暇吃饭，枵腹奔走七八里，遂得此病。

**证候** 呼吸短气，心中发热，懒食，肢体酸懒无力，略有动作即觉气短不足以息。其脉左部弦而兼硬，右部则寸关皆沉而无力。

**诊断** 此胸中大气下陷，其肝胆又蕴有郁热也。盖胸中大气，原为后天宗气，能代先天元气主持全身，然必赖水谷之气以养之。此证因忍饥劳力过度，是以大气下陷。右寸关之沉而无力，其明征也。其举家数口生活皆赖一人劳力，因气陷不能劳力，继将断炊。肝胆之中遂多起急火，其左脉之弦而兼硬是明征也。

治之者当用拙拟之升陷汤（在《衷中参西录》三期四卷），升补其胸中大气，而辅以凉润之品，以清肝胆之热。

**处方** 生箭芪八钱　知母五钱　桔梗二钱　柴胡二钱
升麻钱半　生杭芍五钱　龙胆草二钱

共煎汤一大盅，温服。

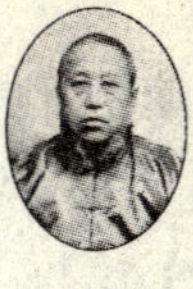



**效果**　将药连服两剂，诸病脱然痊愈。

## 大气下陷身冷

天津东门里东箭道，宋氏妇，年四旬，于仲夏得大气下陷、周身发冷证。

**病因**　禀赋素弱，居恒自觉气分不足。偶因努力搬运重物，遂觉呼吸短气，周身发冷。

**证候**　呼吸之间，恒觉气息不能上达。时当暑热，着袷衣犹觉寒凉。头午病稍轻，午后则渐剧。必努力始能呼吸，外披大氅犹或寒战。饮食少许，犹不消化。其脉关前沉细欲无，关后差胜亦在沉分，一息不足四至。

**诊断**　此上焦心肺之阳虚损，又兼胸中大气下陷也。为其心肺阳虚，是以周身恶寒而饮食不化；为其胸中大气下陷，是以呼吸短气。头午气化上升之时，是以病轻；过午气化下降之时，所以增剧也。

拟治以回阳升陷汤（方在三期四卷）加党参之大力者以补助之。

**处方**　生箭芪八钱　野台党参四钱　干姜四钱　当归身四钱
桂枝尖三钱　甘草二钱

共煎汤一大盅，温服。

**效果**　将药连服三剂，气息已顺，而兼有短气之时。周身已不发冷，惟晚间睡时仍须厚覆。饮食能消化，脉象亦大有起色。

遂即原方去党参，将干姜、桂枝皆改用二钱，又加生怀山药八钱，俾再服数剂，以善其后。

**说明**　心为君火，全身热力之司命。肺与心同居膈上，一系相连，血脉之循环又息息相通，是以与心相助为理，同主上焦之阳气。然此气虽在上焦，实如日丽中天，照临下土。是以其热力透至中焦，胃中之饮食因之熟腐；更透至下焦，命门之相火因之

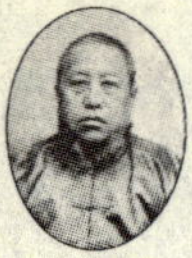



生旺。内温脏腑，外暖周身，实赖此阳气为布护宣通也。特是心与肺皆在胸中大气包举之中，其布护宣通之原动力，实又赖于大气。

此证心肺之阳本虚，向赖大气为之保护，故犹可支持。迨大气陷而失其保护，遂致虚寒之象顿呈。

此方以升补胸中大气为主，以培养心肺之阳为辅，病药针芥相投，是以服之辄能奏效也。

## 大气下陷兼消食

李景文，年二十六岁，北平大学肄业生，得大气下陷兼消食证。

**病因** 其未病之前二年，常觉呼吸短气，初未注意。继因校中功课劳心，短气益剧，且觉食量倍增，因成消食之证。

**证候** 呼吸之间，觉吸气稍易而呼气费力。夜睡一点钟许，即觉气不上达，须得披衣起坐，迟移时，气息稍顺，始能再睡。一日之间，进食四次犹饥。饥时若不急食，即觉怔忡。且心中常觉发热，大便干燥，小便短赤。其脉浮分无力，沉分稍实，至数略迟。

**诊断** 此乃胸中大气下陷，兼有伏气化热，因之成消食也。

为其大气下陷，是以脉象浮分无力；为其有伏气化热，是以其沉分犹实。既有伏气化热矣，而脉象转稍迟者，因大气下陷之脉原多迟也。盖胃中有热者，恒多化食。而大气下陷其胃气因之下降甚速者，亦恒能多食。今既病大气下陷，又兼伏气化热侵入胃中，是以日食四次犹饥也。

此宜升补其胸中大气，再兼用寒凉之品，以清其伏气所化之热，则短气与消食原不难并愈也。



**处方** 生箭芪六钱 生石膏捣细一两 天花粉五钱 知母五钱

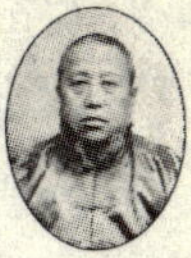



玄参四钱　柴胡钱半　甘草钱半　升麻钱半

共煎汤一大盅，温服。

**复诊**　将药连服四剂，短气已愈强半，发热与消食亦大见愈。

遂即原方略为加减，俾再服之。

**处方**　生箭芪六钱　天花粉六钱　知母六钱　玄参六钱

净萸肉三钱　升麻钱半　柴胡钱半　甘草钱半

共煎汤一大盅，温服。

**方解**　方中去石膏者，以伏气所化之热所余无多也。既去石膏而又将花粉、知母诸凉药加重者，因花粉诸药原用以调剂黄芪之温补生热，而今则兼用之以清伏气所化之余热，是以又加重也。

至于前方之外，又加萸肉者，欲以收敛大气之涣散，俾大气之已升者不至复陷。且又以萸肉得木气最厚，酸敛之中大具条畅之性，虽伏气之热犹未尽消，而亦不妨用之也。

**效果**　将药又连服四剂，病遂痊愈。

俾停服汤药，再用生箭芪、天花粉等份轧为细末，每服三钱，日服两次，以善其后。

**或问**：脉之迟数，恒关于人身之热力。热力过盛则脉数，热力微弱而脉迟，此定理也。今此证虽有伏气化热，因大气下陷而脉仍迟，何以脉之迟数与大气若斯有关系乎？

**答曰**：胸中大气亦名宗气，为其实用能斡旋全身，故曰大气，为其为后天生命之宗主，故又曰宗气。《内经》谓宗气积于胸中，以贯心脉，而行呼吸。深思《内经》之言，知肺叶之阖辟，固为大气所司；而心机之跳动，亦为大气所司也。今因大气下陷而失其所司，是以不惟肺受其病，心机之跳动亦受其病，而脉遂迟也。

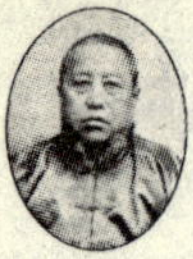



# 大气下陷兼疝气

陈邦启，天津盐道公署科员，年三十八岁，得大气下陷兼疝气证。

**病因**　初因劳心过度，浸觉气分不舒。后又因出外办公劳碌过甚，遂觉呼吸短气，犹不以为意也。继又患疝气下坠作疼，始来寓求为诊治。

**证候**　呼吸之际，常觉气短似难上达，劳动时则益甚。夜间卧睡一点钟许，即觉气分不舒，披衣起坐移时，将气调匀，然后能再睡。

至其疝气之坠疼，恒觉与气分有关，每当呼吸不利时，则疝气之坠疼必益甚。其脉关前沉而无力，右部尤甚，至数稍迟。

**诊断**　即此证脉参之，其呼吸之短气，疝气之下坠，实皆因胸中大气下陷也。盖胸中大气，原为后天生命之宗主（是以亦名宗气），以代先天元气用事，故能斡旋全身，统摄三焦气化。此气一陷，则肺脏之阖辟失其斡旋，是以呼吸短气；三焦之气化失其统摄，是以疝气下坠。

斯当升补其下陷之大气，俾仍还其本位。则呼吸之短气，疝气之坠疼自皆不难愈矣。

**处方**　生箭芪六钱　天花粉六钱　当归三钱　荔枝核三钱
生明没药三钱　生五灵脂三钱　柴胡钱半　升麻钱半
小茴香炒捣一钱

共煎汤一大盅，温饮下。

**复诊**　将药连服三剂，短气之病已大见愈。惟与人谈话多时，仍觉短气。其疝气已上升，有时下坠亦不作疼，脉象亦大有起色。

此药已对证，而服药之功候未到也。爰即原方略为加减，俾再服之。

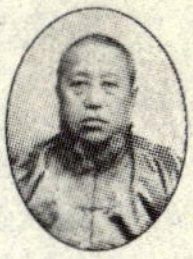



**处方** 生箭芪六钱 天花粉六钱 净萸肉四钱 当归三钱
荔枝核三钱 生明没药三钱 生五灵脂三钱 柴胡钱半
升麻钱半 广砂仁捣碎一钱

共煎一大盅，温服。

**效果** 将药连服四剂，呼吸已不短气，然仍自觉气分不足。疝气亦大轻减，犹未全消。

遂即原方去萸肉，将柴胡、升麻皆改用一钱，又加党参、天冬各三钱，俾多服数剂，以善其后。

## 冲气上冲兼奔豚

张继武，住天津河东吉家胡同，年四十五岁，业商，得冲气上冲兼奔豚证。

**病因** 初秋之时，患赤白痢证。医者两次用大黄下之，其痢愈而变为此证。

**证候** 每夜间当丑寅之交，有气起自下焦、挟热上冲，行至中焦觉闷而且热，心中烦乱。迟十数分钟其气上出为呃，热即随之消矣。其脉大致近和平，惟两尺稍浮，按之不实。

**诊断** 此因病痢时，连服大黄下之，伤其下焦气化，而下焦之冲气遂挟肾中之相火上冲也。其在丑寅之交者，阳气上升之时也。

宜用仲师桂枝加桂汤加减治之。

**处方** 桂枝尖四钱 生怀山药一两 生芡实捣碎六钱
清半夏水洗三次四钱 生杭芍四钱 生龙骨捣碎四钱
生牡蛎捣碎四钱 生麦芽三钱 生鸡内金黄色的捣二钱
黄柏二钱 甘草二钱

共煎汤一大盅，温服。

**效果** 将药煎服两剂，病愈强半。

遂即原方将桂枝改用三钱，又加净萸肉、甘枸杞各四钱，连服三剂痊愈。

**说明** 凡气之逆者可降，郁者可升，惟此证冲气挟相火上冲，则升降皆无所施。

桂枝一药而升降之性皆备，凡气之当升者遇之则升，气之当降者遇之则降，此诚天生使独，而为不可思议之妙药也。

山药、芡实皆能补肾，又皆能敛戢下焦气化；龙骨、牡蛎亦收敛之品，然敛正气而不敛邪气，用于此证，初无收敛过甚之虞。此四药并用，诚能于下焦之气化培养而镇安之也。

用芍药、黄柏者，一泻肾中之相火，一泻肝中之相火。且桂枝性热，二药性凉。凉热相济，方能奏效。

用麦芽、鸡内金者，所以运化诸药之力也。

用甘草者，欲以缓肝之急，不使肝木助气冲相火上升也。

至于服药后病愈强半，遂减轻桂枝加萸肉、枸杞者，俾肝肾壮旺自能扫除病根。

至医界同人，或对于桂枝升降之妙用而有疑义者，观本书三期二卷参赭镇气汤后所载单用桂枝治愈之案自能了然。

## 胃气不降

大城王家口王佑三夫人，年近四旬，时常呕吐，大便迟下，数年不愈。

**病因** 其人禀性暴烈，处境又多不顺，浸成此证。

**证候** 饭后每觉食停胃中，似有气上冲、阻其下行，因此大便恒至旬日始下。至大便多日不下时，则恒作呕吐，即屡服止呕通便之药，下次仍然如故。佑三因愚曾用药治愈其腹中冷积，遂同其夫人来津求为诊治。其脉左右皆弦，右脉弦而且长，重诊颇实，至数照常。

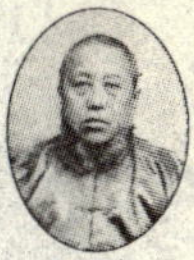



**诊断** 弦为肝脉，弦而且长则冲脉也。弦长之脉，见于右部，尤按之颇实，此又为胃气上逆之脉。肝、胃、冲三经之气化皆有升无降，故其下焦便秘而上焦呕吐也。

此当治以泻肝、降胃、镇冲之剂，其大便自顺，呕吐自止矣。

**处方** 生赭石轧细半两 生杭芍六钱 柏子仁六钱 生怀山药六钱 天冬六钱 怀牛膝五钱 当归四钱 生麦芽三钱 茵陈二钱 甘草钱半

共煎汤一大盅，温服。

**效果** 服药一剂，大便即通下。即原方略为加减又服数剂，大便每日一次，食后胃中已不觉停滞，从此病遂除根。

**或问：**麦芽生用能升肝气，茵陈为青蒿之嫩者，亦具有升发之力。此证即因脏腑之气有升无降，何以方中复用此二药乎？

**答曰：**肝为将军之官，中寄相火，其性最刚烈，若强制之，恒激发其反动之力。麦芽、茵陈善舒肝气而不至过于升提，是将顺肝木之性使之柔和，不至起反动力也。

## 肝气郁兼胃气不降

姚景仁，住天津鼓楼东，年五十二岁，业商，得肝郁胃逆证。

**病因** 其近族分支多门，恒不自给，每月必经心为之补助；又设有买卖数处，亦自经心照料，劳心太过，因得斯证。

**证候** 腹中有气，自下上冲，致胃脘满闷，胸中烦热，胁下胀疼，时常呃逆，间作呕吐，大便燥结。其脉左部沉细，右部则弦硬而长，大于左部数倍。

**诊断** 此乃肝气郁结，冲气上冲，更迫胃气不降也。

为肝气郁结，是以左脉沉细；为冲气上冲，是以右脉眩长。

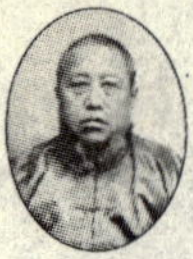



冲脉上隶阳明，其气上冲不已，易致阳明胃气不下降。此证之呕吐呃逆、胃脘满闷、胸间烦热，皆冲胃之气相并、冲逆之明征也。其胁下胀疼，肝气郁结之明征也。其大便燥结者，因胃气原宜息息下行，传送饮食、下为二便。今其胃气既不下降，是以大便燥结也。

拟治以舒肝降胃安冲之剂。

**处方** 生赭石轧细一两　生怀山药一两　天冬一两　寸麦冬去心六钱　清半夏水洗三次四钱　碎竹茹三钱　生麦芽三钱　茵陈二钱　川续断二钱　生鸡内金黄色的捣二钱　甘草钱半

煎汤一大盅，温服。

**方解** 肝主左而宜升，胃主右而宜降。肝气不升，则先天之气化不能由肝上达；胃气不降，则后天之饮食不能由胃下输。此证之病根，正因当升者不升，当降者不降也。

故方中以生麦芽、茵陈以升肝，生赭石、半夏、竹茹以降胃，即以安冲。用续断者，因其能补肝，可助肝气上升也；用生山药、二冬者，取其能润胃补胃，可助胃气下降也；用鸡内金者，取其能化瘀止疼，以运行诸药之力也。

**复诊** 上方随时加减，连服二十余剂，肝气已升，胃气已降，左右脉均已平安，诸病皆愈。惟肢体乏力，饮食不甚消化。

拟再治以补气健胃之剂。

**处方** 野台参四钱　生怀山药一两　生赭石轧细六钱　天冬六钱　寸麦冬六钱　生鸡内金黄色的捣三钱　生麦芽三钱　甘草钱半

煎汤一大盅，温服。

**效果** 将药煎服三剂，饮食加多，体力渐复。

于方中加枸杞五钱，白术三钱，俾再服数剂，以善其后。

**说明** 人身之气化，原左升右降。若但知用赭石降胃，不知用麦芽升肝。久之，肝气将有郁遏之弊。况此证之肝气原郁结

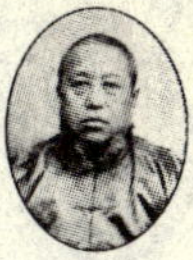



乎？此所以方中用赭石即用麦芽，赭石生用而麦芽亦生用也。且诸家本草谓麦芽炒用者，为丸散剂也。若入汤剂，何须炒用？盖用生者煮汁饮之，则消食之力愈大也。

**或问：**升肝之药，柴胡最效。今方中不用柴胡而用生麦芽者，将毋别有所取乎？

**答曰：**柴胡升提肝气之力甚大，用之失宜，恒并将胃气之下行者提之上逆。

曾有患阳明厥逆吐血者（《内经》谓阳明厥逆衄呕血。此阳明指胃腑而言也。论六经不言足经手经者，皆指足经而言），初不甚剧。医者误用柴胡数钱即大吐不止，须臾盈一痰盂，有危在顷刻之惧。

取药无及，适备有生赭石细末若干，俾急用温开水送下，约尽两半，其血始止。

此柴胡并能提胃气上逆之明征也。况此证之胃气原不降乎？

至生麦芽虽能升肝，实无防胃气之下降。盖其萌芽发生之性，与肝木同气相求，能宣通肝气之郁结，使之开解而自然上升，非若柴胡之纯于升提也。

## 胃气不降

掖县任维周夫人，年五旬，得胃气不降证。因维周在津经商，遂来津求为诊治。

**病因**　举家人口众多，因其夫在外，家务皆自操劳，恒动肝火，遂得此证。

**证候**　食后停滞胃中，艰于下行。且时觉有气挟火上冲，口苦舌胀，目眩耳鸣，恒有呃欲呕逆或恶心，胸膈烦闷，大便六七日始行一次，或至服通利药始通，小便亦不顺利。其脉左部弦硬，右部弦硬而长，一息搏近五至。受病四年，屡次服药无效。

**诊断**　此肝火与肝气相并，冲激胃腑，致胃腑之气不能息息下行传送饮食。久之，胃气不但不能下行，且更转而上逆，是以有种种诸病也。

宜治以降胃理冲之品，而以滋阴清火之药辅之。

**处方** 生赭石轧细两半　生怀山药一两　生杭芍六钱　玄参六钱
生麦芽三钱　茵陈二钱　生鸡内金黄色的捣二钱
甘草钱半

共煎汤一大盅，温服。

**效果** 每日服药一剂。三日后，大便日行一次，小便亦顺利。上焦诸病亦皆轻减。再诊其脉，颇见柔和。

遂将赭石减去五钱，又加柏子仁五钱。连服数剂，霍然痊愈。

# 血病门

## 吐血证

张焕卿，年三十五岁，住天津特别第一区三义庄，业商，得吐血证，年余不愈。

**病因** 禀性褊急，劳心之余又兼有拂意之事，遂得斯证。

**证候** 初次所吐甚多。屡经医治，所吐较少，然终不能除根。每日或一次或两次，觉心中有热上冲，即吐血一两口。因病久，身羸弱，卧床不起，亦偶有扶起少坐之时。偶或微喘，幸食欲犹佳。大便微溏，日行两三次。其脉左部弦长，重按无力，右部大而芤，一息五至。

**诊断** 凡吐血久不愈者，多系胃气不降，致胃壁破裂，出血之处不能长肉生肌也。再即此脉论之：其左脉之弦，右脉之大，

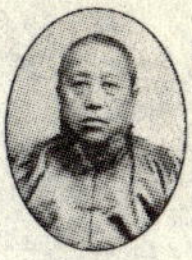



原现有肝气浮动、挟胃气上冲之象。是以其吐血时，觉有热上逆。至其脉之弦而无力者，病久而气化虚也；大而兼芤者，失血过多也。至其呼吸有时或喘，大便日行数次，亦皆气化虚而不摄之故。

治此证者，当投以清肝降胃，培养气血，固摄气化之剂。

**处方** 赤石脂两半 生怀山药一两 净萸肉八钱 生龙骨捣碎六钱 生牡蛎捣碎六钱 生杭芍六钱 大生地黄四钱 甘草二钱 广三七二钱

共药九味，将前八味煎汤，送服三七末。

**方解** 降胃之药莫如赭石，此愚治吐衄恒用之药也。此方中独重用赤石脂者，因赭石为铁氧化合，其重坠之力甚大，用之虽善降胃，而其力达于下焦，又善通大便。此证大便不实，赭石似不宜用。赤石脂之性，重用之亦能使胃气下降；至行至下焦，其黏滞之力又能固涩大便；且其性能生肌，更可使肠壁破裂出血之处早愈。诚为此证最宜之药也。所最可异者，天津药房中之赤石脂，竟有煅与不煅之殊。夫石药多煅用者，欲化质之硬者为软也。石脂原系粉末陶土，其质甚软，宜兴人以之烧作瓦器。天津药房其石脂之煅者，系以水和石脂作泥，在煤炉中煅成陶瓦。如此制药，以入汤剂，虽不能治病，犹不至有害。然石脂入汤剂者少，入丸散者多。若将石脂煅成陶瓦，竟作丸散用之。其伤胃败脾之病，可胜言哉！是以愚在天津诊病出方，凡用石脂必于药名上加“生”字，所以别于煅也。然未免为大雅所笑矣。

**效果** 将药煎服两剂，血即不吐，喘息已平，大便亦不若从前之勤，脉象亦较前和平，惟心中仍有觉热之时。

遂即原方将生地黄改用一两，又加熟地黄一两，连服三剂，诸病皆愈。

## 咳血兼吐血证

堂侄女住姑，适邻村王氏，于乙酉仲春，得吐血证，时年三十岁。

**病因** 侄婿筱楼孝廉，在外设教。因家务自理，劳心过度，且禀赋素弱。当此春阳发动之时，遂病吐血。

**证候** 先则咳嗽、痰中带血，继则大口吐血。其吐时觉心中有热上冲，一日夜吐两三次，剧时可吐半碗。两日之后，觉精神气力皆不能支持，遂急迎愚诊治。自言心中摇摇似将上脱，两颧发红，面上发热。其脉左部浮而动，右部浮而濡，两尺无根，数逾五至。

**诊断** 此肝肾虚极，阴分阳分不相维系，而有危在顷刻之势。遂急为出方取药以防虚脱。

**处方** 生怀山药一两　生怀地黄一两　熟怀地黄一两
净萸肉一两　生赭石轧细一两

急火煎药取汤两盅，分两次温服下。

**效果** 将药甫煎成未服，又吐血一次，吐后忽停息闭目，惛然罔觉。诊其脉跳动仍旧，知能苏醒，约四分钟呼吸始续。两次将药服下，其血从此不吐。

俾即原方再服一剂，至第三剂即原方加潞党参三钱，天冬四钱。连服数剂，身形亦渐复原。

继用生怀山药为细面，每用八钱，煮作茶汤，少调以白糖，送服生赭石细末五分，作点心用之，以善其后。

## 吐血兼咳嗽

王宝森，天津裕大纺纱厂理事，年二十四岁，得咳嗽吐血证。

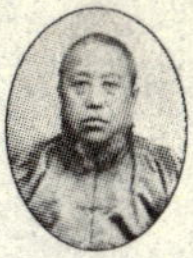



**病因** 禀赋素弱，略有外感，即发咳嗽。偶因咳嗽未愈，继又劳心过度，心中发热，遂至吐血。

**证候** 先时咳嗽犹轻，失血之后则嗽益加剧。初则痰中带血，继则大口吐血。心中发热，气息微喘，胁下作疼，大便干燥。其脉关前浮弦，两尺重按不实，左右皆然，数逾五至。

**诊断** 此证乃肺金伤损，肝木横恣，又兼胃气不降，肾气不摄也。为其肺金受伤，是以咳嗽痰中带血；为胃气不降，是以血随气升，致胃中血管破裂而大口吐血；至胁下作疼，乃肝木横恣之明证；其脉上盛下虚，气息微喘，又肾气不摄之明证也。

治之者，宜平肝降胃，润肺补肾，以培养调剂其脏腑，则病自愈矣。

**处方** 生怀山药一两　生赭石轧细六钱　生怀地黄一两
生杭药五钱　天冬五钱　大甘枸杞五钱　川贝母四钱
生麦芽三钱　牛蒡子捣碎三钱　射干二钱　广三七细末三钱
粉甘草细末二钱

药共十二味，将前十味煎汤一大盅，送服三七、甘草末各一半，至煎渣再服，仍送服其余一半。

**效果** 服药一剂，吐血即愈，诸病亦轻减。后即原方随时为之加减，连服三十余剂，其嗽始除根，身体亦渐壮健。

## 吐血兼咳嗽

孙星桥，天津南开义聚成铁工厂理事，年二十八岁，得吐血兼咳嗽证。

**病因** 因天津南小站分有支厂，彼在其中经理，因有官活若干，工人短少，恐误日期，心中着急起火，遂致吐血咳嗽。

**证候** 其吐血之始，至今已二年矣。经医治愈，屡次反复。少有操劳，心中发热，即复吐血。又频作咳嗽，嗽时吐痰亦恒带

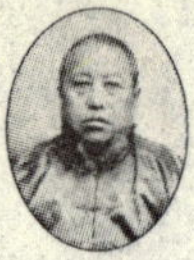



血。肋下恒作刺疼，嗽时其疼益甚。口中发干，身中亦间有灼热，大便干燥。其脉左部弦硬，右部弦长，皆重按不实，一息搏近五至。

**诊断** 此证左脉弦硬者，阴分亏损而肝胆有热也；右部弦长者，因冲气上冲并致胃气上逆也；为其冲胃气逆，是以胃壁血管破裂以至于吐血、咳血也；其脉重按不实者，血亏而气亦亏也；至于口无津液，身或灼热，大便干燥，无非血少阴亏之现象。

拟治以清肝降胃，滋阴化瘀之剂。

**处方** 生赭石轧细八钱　生怀地黄一两　生怀山药一两
生杭芍六钱　玄参五钱　川楝子捣碎四钱　生麦芽三钱
川贝母三钱　甘草钱半　广三七细末二钱

药共十味，将前九味煎汤一大盅，送服三七末一半，至煎渣重服时，再送服余一半。

**方解** 愚治吐血，凡重用生地黄，必用三七辅之。因生地黄最善凉血，以治血热妄行，犹恐妄行之血因凉而凝，瘀塞于经络中也。三七善化瘀血，与生地黄并用，血止后自无他虞。且此证肋下作疼，原有瘀血，则三七尤在所必需也。

**复诊** 将药连服三剂，吐血痊愈，咳嗽吐痰亦不见血，肋疼亦愈强半，灼热已无，惟口中仍发干，脉仍有弦象。

知其真阴犹亏也，拟再治以滋补真阴之剂。

**处方** 生怀山药一两　生怀地黄六钱　大甘枸杞六钱
生杭芍四钱　玄参四钱　生赭石轧细四钱　生麦芽二钱
甘草二钱　广三七细末二钱

服法如前。

**效果** 将药连服五剂，病痊愈，脉亦复常。遂去三七，以熟地黄易生地黄，俾多服数剂，以善其后。

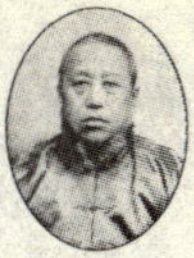



## 吐血证

冯松庆，年三十二岁，原籍浙江，在津充北宁铁路稽查，得吐血证久不愈。

**病因** 处境多有拂意，继因办公劳心劳力过度，遂得此证。

**证候** 吐血已逾二年，治愈，屡次反复。病将发时，觉胃中气化不通，满闷发热，大便滞塞，旋即吐血，兼咳嗽多吐痰涎。其脉左部弦长，右部长而兼硬，一息五至。

**诊断** 此证当系肝火挟冲胃之气上冲，血亦随之上逆，又兼失血久而阴分亏也。为其肝火炽盛，是以左脉弦长；为其肝火挟冲胃之气上冲，是以右脉长而兼硬；为其失血久而真阴亏损，是以其脉既弦硬（弦硬即有阴亏之象）而又兼数也。

此宜治以泻肝降胃之剂，而以大滋真阴之药佐之。

**处方** 生赭石轧细一两 玄参八钱 大生地八钱 生怀山药六钱 瓜蒌仁炒捣六钱 生杭芍四钱 龙胆草三钱 川贝母三钱 甘草钱半 广三七细末二钱

药共十味，先将前九味煎汤一大盅，送服三七细末一半。至煎渣重服时，再送服其余一半。

**效果** 每日煎服一剂。初服后血即不吐，服至三剂咳嗽亦愈，大便顺利。再诊其脉，左右皆有和柔之象。问其心中，闷热全无。遂去蒌仁、龙胆草，生山药改用一两，俾多服数剂，吐血之病可从此永远除根矣。

## 吐血证

张姓，年过三旬，寓居天津南门西沈家台，业商，偶患吐血证。

**病因** 其人性嗜酒，每日必饮，且不知节。初则饮酒过量即觉胸间烦热，后则不饮酒时亦觉烦热，遂至吐血。

**证候** 其初吐血之时，原不甚剧。始则痰血相杂，因咳吐出。即或纯吐鲜血，亦不过一日数口。继复因延医服药，方中有柴胡三钱，服药半点钟后，遂大吐不止。仓猝迎愚往视，及至，则所吐之血已盈痰盂，又复连连呕吐。

若不立为止住，实有危在目前之惧。幸所携药囊中有生赭石细末一包，俾先用温水送下五钱，其吐稍缓。须臾又再送下五钱，遂止住不吐。诊其脉，弦而芤，数逾五至，其左寸摇摇有动意。问其心中觉怔忡乎？答曰：怔忡殊甚，几若不能支持。

**诊断** 此证初伤于酒，继伤于药，脏腑之血几于倾囊而出。犹幸速为立止，宜急服汤药，以养其血，降其胃气，保其心气，育其真阴。连服数剂，庶其血不至再吐。

**处方** 生怀山药一两　生赭石轧细六钱　玄参六钱　生地黄六钱
生龙骨捣碎六钱　生牡蛎捣碎六钱　生杭药五钱
酸枣仁炒捣四钱　柏子仁四钱　甘草钱半

此方将前十味煎汤，三七分两次用，头煎及二煎之汤送服。

**效果** 每日服药一剂，连服三日，血已不吐，心中不复怔忡。再诊其脉，芤动皆无，至数仍略数。

遂将生地黄易作熟地黄，俾再服数剂以善其后。

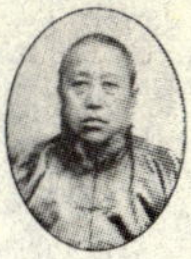


# 《医学衷中参西录》第六期第二卷

# 血病门

## 大便下血

袁镜如，住天津河东，年三十二岁，为天津统税局科员，得大便下血证。

**病因** 先因劳心过度，心中时觉发热。继又因朋友宴会，饮酒过度遂得斯证。

**证候** 自孟夏下血，历六月不止。每日六七次，腹中觉疼，即须入厕。心中时或发热，懒于饮食。其脉浮而不实，有似芤脉，而不若芤脉之硬，两尺沉分尤虚，至数微数。

**诊断** 此证临便时腹疼者，肠中有溃烂处也；心中时或发热者，阴虚之热上浮也；其脉近芤者，失血过多也；其两尺尤虚者，下血久而阴亏，更兼下焦气化不固摄也。

此宜用化腐生肌之药，治其肠中溃烂；滋阴固气之药，固其下焦气化。则大便下血可愈矣。

**处方** 生怀山药两半　熟地黄一两　龙眼肉一两　净萸肉六钱
樗白皮五钱　金银花四钱　赤石脂研细四钱　甘草二钱
鸦胆子仁成实者八十粒　生硫黄细末八分

共药十味，将前八味煎汤，送服鸦胆子、硫黄各一半。至煎渣再服时，仍送服其余一半。至于硫黄生用之理，详于三期八卷。

**方解** 方中鸦胆子、硫黄并用者，因鸦胆子善治下血。而此证之脉两尺过弱，又恐单用之失于寒凉，故少加硫黄辅之。况其肠中脂膜，因下血日久易至腐败酿毒，二药之性皆善消除毒菌也。

又，其腹疼下血，已历半载不愈，有似东人志贺洁所谓阿米巴赤痢。硫黄实又为治阿米巴赤痢之要药也。

**复诊** 前药连服三剂，下血已愈，心中亦不发热，脉不若从前之浮，至数如常。而其大便犹一日溏泻四五次。

此宜投以健胃固肠之剂。

**处方** 炙箭芪三钱 炒白术三钱 生怀山药一两 龙眼肉一两 生麦芽三钱 建神曲三钱 大云苓片二钱

共煎汤一大盅，温服。

**效果** 将药连服五剂，大便已不溏泻，日下一次。

遂停服汤药。俾用生怀山药细末煮作粥，调以白糖，当点心服之，以善其后。

## 大便下血

高福亭，年三十六岁，胶济路警察委员，得大便下血证。

**病因** 冷时出外办公，寝于寒凉屋中，床衾又甚寒凉，遂得斯证。

**证候** 每日下血数次，或全是血，或兼有大便，或多或少。其下时多在夜间，每觉腹中作疼，即须入厕，夜间恒苦不寐。其脉迟而芤，两尺尤不堪重按。病已二年余，服温补下元药则稍轻，然终不能除根。久之，则身体渐觉羸弱。

**诊断** 此下焦虚寒太甚，其气化不能固摄而血下陷也。

视其从前所服诸方，皆系草木之品，其质轻浮，温暖之力究难下达。

当以矿质之品温暖兼收涩者投之。

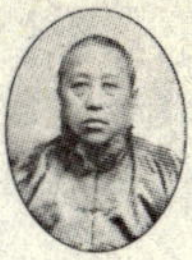



**处方** 生硫黄色纯黄者半斤 赤石脂纯系粉末者半斤

将二味共轧细、过罗，先空心服七八分，日服两次，品验渐渐加多。以服后移时，微觉腹中温暖为度。

**效果** 后服至每次二钱，腹中始觉温暖，血下亦渐少。服至旬余，身体渐壮，夜睡安然，可无入厕。服至月余，则病根祓除矣。

**方解** 硫黄之性，温暖下达，诚为温补下焦第一良药，而生用之尤佳。惟其性能润大便（《本草》谓其能使大便润、小便长、西医以为轻泻药），于大便滑泻者不宜。故辅以赤石脂之黏腻收涩，自有益而无弊矣。

## 大便下血

天津公安局，崔姓工友之子，年十三岁，得大便下血证。

**病因** 仲夏天热赛球竞走，劳力过度，又兼受热，遂患大便下血。

**证候** 每日大便必然下血。便时腹中作疼，或轻或剧。若疼剧时，则血之下者必多，已年余矣。饮食减少，身体羸弱，面目黄白无血色。脉搏六至，左部弦而微硬，右部濡而无力。

**诊断** 此证当因脾虚不能统血，是以其血下陷。至其腹所以作疼，其肠中必有损伤溃烂处也。

当用药健补其脾胃，兼调养其肠中溃烂。

**处方** 生怀山药一两 龙眼肉一两 金银花四钱 甘草三钱

鸦胆子去皮拣其仁之成实者八十粒 广三七轧细末二钱半

共药六味，将前四味煎汤，送服三七、鸦胆子各一半。至煎渣再服时，仍送服余一半。

**效果** 将药如法服两次，下血病即除根矣。

# 大便下血

杜澧芑，年四十五岁，阜城建桥镇人，湖北督署秘书，得大便下血证。

**病因** 向因办公劳心过度，每大便时下血，服药治愈。因有事还籍，值夏季暑热过甚，又复劳心过度，旧证复发，屡治不愈。遂来津入西医院治疗，西医为其血在便后，谓系内痔。服药血仍不止，因转而求治于愚。

**证候** 血随便下，且所下甚多，然不觉疼坠。心中发热懒食。其脉左部弦长，右部洪滑。

**诊断** 此因劳心生内热，因牵动肝经所寄相火，致肝不藏血而兼与溽暑之热相并，所以血妄行也。

宜治以清心凉肝兼消暑热之剂，而少以培补脾胃之药佐之。

**处方** 生怀地黄一两 白头翁五钱 龙眼肉五钱 生怀山药五钱 知母四钱 秦皮三钱 黄柏二钱 龙胆草二钱 甘草二钱

共煎汤一大盅，温服。

**复诊** 右方煎服一剂，血已不见。服至两剂，少腹觉微凉。再诊其脉，弦长与洪滑之象皆减退。

遂为开半清半补之方，以善其后。

**处方** 生怀山药一两 熟怀地黄八钱 净萸肉五钱 龙眼肉五钱 白头翁五钱 秦皮三钱 生杭芍三钱 地骨皮三钱 甘草二钱

共煎汤一大盅，温服。

**效果** 将药煎服一剂后，食欲顿开，腹已不疼。俾即原方多服数剂，下血病当可除根。

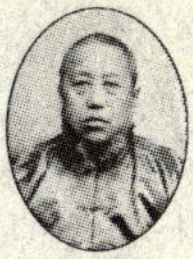



# 瘀血短气

刘书林，盐山城西八里庄人，年二十五岁，业泥瓦工，得瘀血短气证。

**病因**　因出外修工，努力抬重物，当时觉胁下作疼，数日疼愈，仍觉胁下有物妨碍呼吸。

**证候**　身形素强壮，自受病之后，迟延半载，渐渐羸弱。常觉右胁之下有物阻碍呼吸之气，与人言时恒半句而止，候至气上达再言，若偶忿怒则益甚。脉象近和平，惟稍弱不能条畅。

**诊断**　此因努力太过，致肝经有不归经之血瘀经络之间，阻塞气息升降之道路也。喜其脉虽稍弱，犹能支持。

可但用化瘀血之药，徐徐化其瘀结，气息自能调顺。

**处方**　广三七四两

轧为细末，每服钱半，用生麦芽三钱煎汤送下，日再服。

**方解**　三七为止血妄行之圣药，又为化瘀血之圣药，且又化瘀血不伤新血，单服久服无碍。此乃药中特异之品，其妙处直不可令人思议。愚恒用以消积久之瘀血，皆能奏效。

至麦芽原为消食之品，生煮服之则善舒肝气，且亦能化瘀。试生麦芽于理石（即石膏）上，其根盘曲之状，理石皆成凹形。为其根含有稀盐酸，是以有此能力，稀盐酸固亦善化瘀血者也。是以用之煎汤，以送服三七也。

**效果**　服药四日后，自鼻孔中出紫血一条，呼吸较顺。继又服至药尽，遂脱然痊愈。

**或问：**人之呼吸在于肺。今谓肝经积有瘀血，即可妨碍呼吸，其义何居？

**答曰：**按生理之学，人之呼吸可达于冲任。方书又谓呼出心肺，吸入肝肾，若谓呼吸皆在于肺，是以上两说皆可废也。盖心、肺、肝，原一系相连，下又连于冲任，而心肺相连之系，其中原有两管，一为血脉管，一为回血管，血脉管下行，回血管上行。肺为发动呼吸之机关，非呼吸即限于肺也。是以吸人之气可由血脉管下达，呼出之气可由回血管上达。无论气之上达下达，皆从肝经过。是以血瘀肝经，即有妨于升降之气息也。据斯以论呼吸之关于肺者固多。而心肺相连之系，亦司呼吸之分支也。

# 脑充血门

## 脑充血头疼

谈丹崖，北平大陆银行总理，年五十二岁，得脑充血头疼证。

**病因**　禀性强干精明，分行十余处多经其手设立，因此劳心过度，遂得脑充血头疼证。

**证候**　脏腑之间恒觉有气上冲，头即作疼，甚或至于眩晕。其夜间头疼益甚，恒至疼不能寐。医治二年无效，浸至言语蹇涩，肢体渐觉不利，饮食停滞胃口不下行，心中时常发热，大便干燥。其脉左右皆弦硬，关前有力，两尺重按不实。

**诊断**　弦为肝脉，至弦硬有力，无论见于何部，皆系有肝火过升之弊。因肝火过升，恒引动冲气、胃气相并上升，是以其脏腑之间恒觉有气上冲也；人之血随气行。气上升不已，血即随之上升不已，以致脑中血管充血过甚，是以作疼；其夜间疼益剧者，因其脉上盛下虚，阴分原不充足，是以夜则加剧，其偶作眩晕亦职此也；至其心常发热，肝火炽，其心火亦炽也；其饮食不下行，大便多干燥者，又皆因其冲气挟胃气上升，胃即不能传送

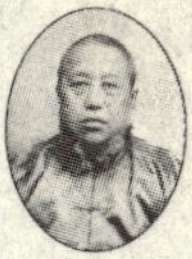



饮食以速达于大肠也；其言语、肢体蹇涩不利者，因脑中血管充血过甚，有妨碍于司运动之神经也。

此宜治以镇肝降胃安冲之剂，而以引血下行兼清热滋阴之药辅之。

又，须知肝为将军之官，中藏相火，强镇之恒起其反动力，又宜兼有舒肝之药，将顺其性之作引也。

**处方** 生赭石轧细一两 生怀地黄一两 怀牛膝六钱
大甘枸杞六钱 生龙骨捣碎六钱 生牡蛎捣碎六钱
净萸肉五钱 生杭芍五钱 茵陈二钱 甘草二钱

共煎汤一大盅，温服。

**复诊** 将药连服四剂，头疼已愈强半，夜间可睡四五点钟，诸病亦皆见愈。脉象之弦硬已减，两尺重诊有根。

拟即原方略为加减，俾再服之。

**处方** 生赭石轧细一两 生怀地黄一两 生怀山药八钱
怀牛膝六钱 生龙骨捣碎六钱 生牡蛎捣碎六钱
净萸肉五钱 生杭芍五钱 生鸡内金黄色的捣钱半
茵陈钱半 甘草二钱

共煎汤一大盅，温服。

**三诊** 将药连服五剂，头已不疼，能彻夜安睡，诸病皆愈。惟经理行中事务，略觉操劳过度，头仍作疼，脉象犹微有弦硬之意，其心中仍间有觉热之时。

拟再治以滋阴清热之剂。

**处方** 生怀山药一两 生怀地黄八钱 玄参四钱 北沙参四钱
生杭芍四钱 净萸肉四钱 生珍珠母捣碎四钱
生石决明捣碎四钱 生赭石轧细四钱 怀牛膝三钱
生鸡内金黄色的捣钱半 甘草二钱

共煎汤一大盅，温饮下。

**效果** 将药连服六剂，至经理事务时，头亦不疼，脉象已和平如常。

遂停服汤药，俾日用生山药细末，煮作茶汤，调以白糖令适口，送服生赭石细末钱许，当点心服之，以善其后。

**说明** 脑充血之病名，倡自西人，实即《内经》所谓诸厥证，亦即后世方书所谓内中风证。三期七卷镇肝熄风汤后及五期三卷建瓴汤后皆论之甚详，可参观。

至西人论脑充血证，原分三种：其轻者为脑充血，其血虽充实于血管之中，犹未出于血管之外也，其人不过头疼，或兼眩晕，或口眼略有歪斜，或肢体稍有不利；其重者为脑溢血，其血因充实过甚，或自分支细血管中溢出少许，或隔血管之壁因排挤过甚渗出少许，其所出之血着于司知觉之神经，则有累知觉，着于司运动之神经，则有累运动。治之得宜，其知觉运动亦可徐复其旧；其又重者为脑出血，其血管充血至于极点，而忽然破裂也。其人必忽然昏倒，人事不知，其稍轻者，或血管破裂不剧，血甫出即止，其人犹可徐徐苏醒。若其人不能自醒，亦可急用引血下行之药使之苏醒。然苏醒之后，其知觉之迟钝，肢体之痿废，在所不免矣。此证治之得宜，亦可渐愈，若欲治至脱然无累，不过百中之一二耳。至于所用诸种治法，五期三卷中论之颇详，可参观。

## 脑充血头疼

天津一区，李氏妇，年过三旬，得脑充血头疼证。

**病因** 禀性褊急，家务劳心，常起暗火，因得斯证。

**证候** 其头疼或左或右，或左右皆疼，剧时至作呻吟。心中常常发热，时或烦躁，间有眩晕之时，其大便燥结非服通下药不行。其脉左右皆弦硬而长，重诊甚实。经中西医诊治二年，毫无功效。

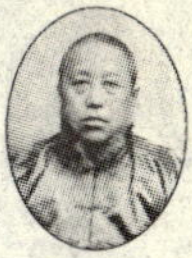



**诊断**　其左脉弦硬而长者，肝胆之火上升也；其右脉弦硬而长者，胃气不降而逆行，又兼冲气上冲也。究之，左右脉皆弦硬，实亦阴分有亏损也。因其脏腑之气化有升无降，则血随气升者过多，遂至充塞于脑部，排挤其脑中之血管而作疼。此《内经》所谓血之与气并走于上之厥证也，亦即西人所谓脑充血之证也。

其大便燥结不行者，因胃气不降，失其传送之职也；其心中发烦躁者，因肝胃之火上升也；其头部间或眩晕者，因脑部充血过甚，有碍于神经也。

此宜清其脏腑之热，滋其脏腑之阴，更降其脏腑之气，以引脑部所充之血下行，方能治愈。

**处方**　生赭石轧细两半　怀牛膝一两　生怀山药六钱
生怀地黄六钱　天冬六钱　玄参五钱　生杭芍五钱
生龙齿捣碎五钱　生石决明捣碎五钱　茵陈钱半　甘草钱半

共煎汤一大盅，温服。

**方解**　赭石为铁氧化合，其质重坠下行，能降胃平肝，镇安冲气；其下行之力，又善通大便燥结而毫无开破之弊。方中重用两半者，因此证大便燥结过甚，非服药不能通下也。盖大便不通，是以胃气不下降，而肝火之上升，冲气之上冲，又多因胃气不降而增剧。是治此证者，当以通其大便为要务。迨服药至大便自然通顺时，则病愈过半矣。

牛膝为治腿疾要药，以其能引气血下行也。而《名医别录》及《千金翼方》，皆谓其除脑中痛，盖以其能引气血下行，即可轻减脑中之充血也。

愚生平治此等证必此二药并用，而又皆重用之。

用玄参、天冬、芍药者，取其既善退热，兼能滋阴也。

用龙齿、石决明者，以其皆为肝家之药，其性皆能敛戢肝火，镇熄肝风，以缓其上升之势也。

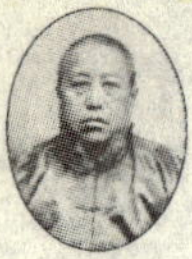



用山药、甘草者，以二药皆善和胃，能调和金石之药与胃相宜。犹白虎汤用甘草、粳米之义，而山药且善滋阴，甘草亦善缓肝也。

用茵陈者，因肝为将军之官，其性刚果，且中寄相火，若但用药平之镇之，恒至起反动之力。茵陈为青蒿之嫩者，禀少阳初生之气（春日发生最早），与肝木同气相求，最能将顺肝木之性，且又善泻肝热。李氏《本草纲目》谓善治头痛，是不但将顺肝木之性使不至反动，且又为清凉脑部之要药也。诸药汇集为方，久服之自有殊效。

**复诊** 将药连服二十余剂（其中随时略有加减），头已不疼，惟夜失眠时则仍疼，心中发热烦躁皆无，亦不复作眩晕，大便届时自行，无须再服通药，脉象较前和平而仍有弦硬之意。

此宜注意滋其真阴以除病根。

**处方** 生赭石轧细一两 怀牛膝八钱 生怀山药八钱
生怀地黄八钱 玄参六钱 大甘枸杞六钱 净萸肉五钱
生杭芍四钱 柏子仁四钱 生麦芽三钱 甘草二钱

共煎汤一大盅，温服。

方中用麦芽者，借以宣通诸药之滞腻也。且麦芽生用原善调和肝气，亦犹前方用茵陈之义也。

**效果** 将药又连服二十余剂（亦随时略有加减），病遂痊愈。脉象亦和平如常矣。

## 脑充血头疼

天津北马路西首，于氏妇，年二十二岁，得脑充血头疼证。

**病因** 其月信素日短少不调。大便燥结，非服降药不下行。浸至脏腑气化有升无降，因成斯证。

**证候** 头疼甚剧，恒至夜不能眠。心中常觉发热，偶动肝火

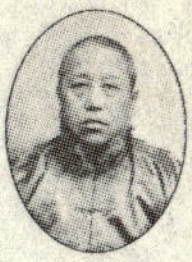



即发眩晕。胃中饮食恒停滞不消，大便六七日不行，必须服通下药始行。其脉弦细有力而长，左右皆然，每分钟八十至。延医诊治，历久无效。

**诊断** 此因阴分亏损，下焦气化不能固摄，冲气遂挟胃气上逆。而肝脏亦因阴分亏损，水不滋木，致所寄之相火妄动，恒助肝气上冲。由斯脏腑之气化有升无降，而自心注脑之血为上升之气化所迫，遂至充塞于脑中血管而作疼、作晕也。

其饮食不消大便不行者，因冲胃之气皆逆也；其月信不调且短少者，因冲为血海，肝为冲任行气，脾胃又为生血之源，诸经皆失其常司，是以月信不调且少也。《内经》谓"血菀（同郁）于上，使人薄厥"，言为上升之气血逼薄而厥也。

此证不急治则薄厥将成。宜急治以降胃镇冲平肝之剂，再以滋补真阴之药辅之，庶可转上升之气血下行，不成薄厥也。

**处方** 生赭石轧细一两　怀牛膝一两　生怀地黄一两
大甘枸杞八钱　生怀山药六钱　生杭芍五钱
生龙齿捣碎五钱　生石决明捣碎五钱　天冬五钱
生鸡内金黄色的捣二钱　苏子炒捣二钱　茵陈钱半
甘草钱半

共煎汤一大盅，温服。

**复诊** 将药连服四剂，诸病皆见轻，脉象亦稍见柔和。惟大便六日仍未通行。

因思此证必先使其大便如常，则病始可愈。拟将赭石加重，再将余药略为加减，以通其大便。

**处方** 生赭石轧细两半　怀牛膝一两　天冬一两　黑脂麻炒捣八钱
大甘枸杞八钱　生杭芍五钱　生龙齿捣碎五钱
生石决明捣碎五钱　苏子炒捣三钱　生鸡内金黄色的捣钱半
甘草钱半　净柿霜五钱

共药十二味，将前十一味煎汤一大盅，入柿霜融化温服。

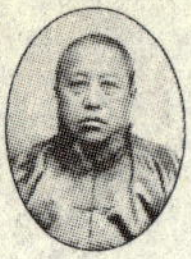



**三诊** 将药连服五剂，大便间日一行，诸证皆愈十之八九。月信适来，仍不甚多。脉象仍有弦硬之意。

知其真阴犹未充足也。当即原方略为加减，再加滋阴生血之品。

**处方** 生赭石轧细一两　怀牛膝八钱　大甘枸杞八钱　龙眼肉六钱
生怀地黄六钱　当归五钱　玄参四钱　沙参四钱
生怀山药四钱　生杭芍四钱　生鸡内金黄色的捣一钱
甘草二钱　生姜三钱　大枣三枚掰开

共煎汤一大盅，温服。

**效果** 将药连服四剂后，心中已分毫不觉热，脉象亦大见和平，大便日行一次。

遂去方中玄参、沙参，生赭石改用八钱，生怀山药改用六钱，俾多服数剂，以善其后。

## 脑充血兼腿痿弱

崔华林，天津金钢桥旁德兴木厂理事，年三十八岁，得脑充血兼两腿痿弱证。

**病因** 出门采买木料，数日始归。劳心劳力过度，遂得斯证。

**证候** 其初常觉头疼，时或眩晕，心中发热，饮食停滞，大便燥结，延医治疗无效。一日早起下床，觉痿弱无力，痿坐于地。人扶起坐床沿休息移时，自扶杖起立，犹可徐步，然时恐颠仆。其脉左部弦而甚硬，右部弦硬且长。

**诊断** 其左脉弦硬者，肝气挟火上升也；右脉弦硬且长者，胃气上逆更兼冲气上冲也；因其脏腑间之气化有升无降，是以血随气升，充塞于脑部作疼、作眩晕；其脑部充血过甚，或自微细血管溢血于外，或隔血管之壁些些渗血于外。其所出之血，若着

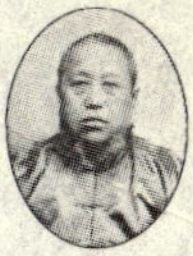



于司运动之神经，其重者可使肢体痿废、其轻者亦可使肢体软弱无力，若此证之忽然痿坐于地者是也；至其心中之发热，饮食之停滞，大便之燥结，亦皆其气化有升无降之故。

此宜平肝清热，降胃安冲，不使脏腑之气化过升，且导引其脑中过充之血使之下行，则诸证自愈矣。

**处方** 生赭石轧细一两 怀牛膝一两 生怀地黄一两
生珍珠母捣碎六钱 生石决明捣碎六钱 生杭芍五钱
当归四钱 龙胆草二钱 茵陈钱半 甘草钱半

共煎汤一大盅，温服。

**复诊** 将药连服七剂，诸病皆大见愈，脉象亦大见缓和。惟其步履之间，仍须用杖，未能复常。心中仍间有发热之时。

拟即原方略为加减，再佐以通活血脉之品。

**处方** 生赭石轧细一两 怀牛膝一两 生怀地黄一两
生杭芍五钱 生珍珠母捣碎四钱 生石决明捣碎四钱
丹参四钱 生麦芽三钱 土鳖虫五个 甘草一钱

共煎汤一大盅，调服。

**效果** 将药连服八剂，步履复常，病遂痊愈。

## 脑充血兼痰厥

骆义波，住天津东门里谦益里，年四十九岁，业商，得脑充血兼痰厥证。

**病因** 平素常患头晕，间有疼时。久则精神渐似短少，言语渐形蹇涩。一日外出会友，饮食过度，归家因事有拂意，怒动肝火，陡然昏厥。

**证候** 闭目昏昏，呼之不应。喉间痰涎堵塞，气息微通。诊其脉，左右皆弦硬而长，重按有力。知其证不但痰厥，实素有脑充血病也。

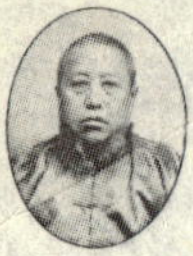


**诊断** 其平素头晕作疼，即脑充血之现证也。其司知觉之神经为脑充血所伤，是以精神短少。其司运动之神经为脑充血所伤，是以言语蹇涩。又，凡脑充血之人，其脏腑之气多上逆。胃气逆则饮食停积不能下行，肝气逆则痰火相并易于上干，此所以因饱食动怒而陡成痰厥也。此其危险即在目前，取药无及，当先以手术治之。

**手术** 治痰厥之手术，当以手指点其天突穴处。穴在结喉下宛宛中，即颈与胸交际之处也。点法用右手大指端着穴，指肚向外，指甲贴颈用力向下点之（不可向里），一点一起，且用指端向下向外挠动，令其堵塞之痰活动，兼可令其喉中发痒作嗽，兼用手指捏其结喉以助其发痒作嗽。如此近八分钟许，即咳嗽呕吐。约吐出痰涎饮食三碗许。

豁然顿醒，自言心中发热，头目胀疼。

此当继治其脑部充血以求痊愈。

拟用建瓴汤方（在五期三卷）治之，因病脉之所宜而略为加减。

**处方** 生赭石轧细一两　怀牛膝一两　生怀地黄一两　天花粉六钱
生杭芍六钱　生龙骨捣碎五钱　生牡蛎捣碎五钱
生麦芽三钱　茵陈钱半　甘草钱半

磨取生铁锈浓水以之煎药，煎汤一盅，温服下。

**复诊** 将药服三剂，心中已不发热，头疼目胀皆愈。惟步履之时觉头重足轻，脚底如踏棉絮。其脉象较前和缓，似有上盛下虚之象。

爰即原方略为加减，再添滋补之品。

**处方** 生赭石轧细一两　怀牛膝一两　生怀地黄一两
大甘枸杞八钱　生杭芍六钱　净萸肉六钱　生龙骨捣碎五钱
生牡蛎捣碎五钱　柏子仁炒捣五钱　茵陈钱半　甘草钱半

磨取生铁锈浓水，以之煎药，煎汤一大盅，温服。

**效果** 将药连服五剂，病遂脱然痊愈。将赭石、牛膝、地黄

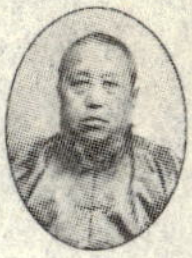


皆改用八钱，俾多服数剂，以善其后。

## 脑充血兼偏枯

孙聘卿，住天津东门里季家大院，年四十六岁，业商，得脑充血证遂至偏枯。

**病因** 禀性褊急，又兼处境不顺，恒触动肝火，致得斯证。

**证候** 未病之先恒觉头疼，时常眩晕。一日又遇事有拂意，遂忽然昏倒。移时醒后，左手足皆不能动，并其半身皆麻木，言语蹇涩。延医服药十阅月，手略能动，其五指则握而不伸，足可任地而不能行步，言语仍然蹇涩，又服药数月病仍如故。诊其脉，左右皆弦硬，右部似尤甚。

知虽服药年余，脑充血之病犹未除也。

问其心中发热乎？脑中有时觉疼乎？答曰：心中有时觉有热上冲胃口。其热再上升则脑中可作疼，然不若病初得时脑疼之剧也。问其大便，两三日一行。

证脉相参，其脑中犹病充血无疑。

**诊断** 按此证初得，不但脑充血实兼脑溢血也。其溢出之血，着于左边司运动之神经，则右半身痿废；着于右边司运动之神经，则左半身痿废。此乃交叉神经以互司其身之左右也。

想其得病之初，脉象之弦硬，此时尤剧，是以头疼眩晕由充血之极而至于溢血，因溢血而至于残废也。即现时之证脉详参，其脑中溢血之病想早就愈，而脑充血之病根确未除也。

宜注意治其脑充血，而以通活经络之药辅之。

**处方** 生怀山药一两　生怀地黄一两　生赭石轧细八钱
怀牛膝八钱　生杭药六钱　柏子仁炒捣四钱　白术炒三钱
滴乳香三钱　明没药三钱　土鳖虫四大个捣　生鸡内金黄色的捣钱半　茵陈一钱

共煎汤一大盅，调服。

**复诊** 将药连服七剂，脑中已不作疼，心中间有微热之时，其左半身自觉肌肉松活，不若从前之麻木，言语之蹇涩稍愈，大便较前通顺，脉之弦硬已愈十之七八。

拟再注意治其左手足之痿废。

**处方** 生箭芪五钱　天花粉八钱　生赭石轧细六钱　怀牛膝五钱
滴乳香四钱　明没药四钱　当归三钱　丝瓜络三钱
土鳖虫四大个捣　地龙去土二钱

共煎汤一大盅，温服。

**三诊** 将药连服三十余剂（随时略有加减），其左手之不伸者已能伸，左足之不能迈步者今已举足能行矣。病人问：从此再多多服药可能复原否？答曰：此病若初得即治，服药四十余剂即能脱然，今已迟延年余，虽服数百剂亦不能保痊愈，因关节经络之间瘀滞已久也。然再多服数十剂，仍可见愈。

遂即原方略为加减，再设法以瞤动其神经，补助其神经当更有效。

**处方** 生箭芪五钱　天花粉八钱　生赭石轧细六钱　怀牛膝五钱
滴乳香四钱　明没药四钱　当归三钱　土鳖虫四大个捣
地龙去土二钱　真鹿角胶轧细二钱　广三七轧细二钱
制马钱子末三分

药共十二味，先将九味共煎汤一大盅，送服后三味各一半，至煎渣再服时，仍送服其余一半。

**方解** 方中用鹿角胶者，因其可为左半身引经（理详三期四卷活络效灵丹后），且其角为督脉所生，是以其性善补益脑髓以滋养脑髓神经也。用三七者，关节经络间积久之瘀滞，三七能融化之也。用制马钱子者，以其能瞤动神经使灵活也（制马钱子法，详三期七卷振颓丸下）。

**效果** 将药又连服三十余剂，手足之举动皆较前便利，言语

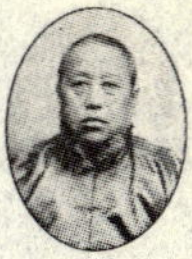



之蹇涩亦大见愈，可勉强出门作事矣。

遂俾停服汤药，日用生怀山药细末煮作茶汤，调以白糖令适口，送服黄色生鸡内金细末三分许，当点心用之，以善其后。此欲用山药以补益气血，少加鸡内金以化瘀滞也。

**说明** 按脑充血证，最忌用黄芪。因黄芪之性补而兼升，气升则血必随之上升，致脑中之血充而益充，排挤脑中血管可至溢血，甚或至破裂而出血，不可救药者多矣。

至将其脑充血之病治愈，而肢体之痿废仍不愈者，皆因其经络瘀塞血脉不能流通也。此时欲化其瘀塞，通其血脉，正不妨以黄芪辅之。

特是其脑中素有充血之病，终嫌黄芪升补之性能助血上升，故方中仍加生赭石、牛膝，以防血之上升，即所以监制黄芪也。又虑黄芪性温，温而且补，即能生热，故又重用花粉以调剂之也。

# 肠胃病门

## 噎膈

盛隽卿，天津锅店街老德记西药房理事，年五旬，得噎膈证。

**病因** 处境恒多不顺，且又秉性褊急，易动肝火，遂得斯证。

**证候** 得病之初，间觉饮食有不顺时，后则常常如此，始延医为调治。服药半年，更医十余人皆无效验，转觉病势增剧，自以为病在不治，已停药不服矣。适其友人何翼云孝廉（何子贞公曾孙）来津。其人雅博通医，曾阅拙著《医学衷中参西录》，力劝其求愚为之诊治。其六脉细微无力。强食饼干少许，必嚼成稀糜方能下咽，咽时偶觉龃龉即作呕吐，带出痰涎若干。惟饮粳米所煮稠汤尚无阻碍。其大便燥结如羊矢，不易下行。

**诊断** 杨素园谓：“此病与失血异证同源。血之来也暴，将胃壁之膜冲开则为吐血；其来也缓，不能冲开胃膜，遂瘀于上脘之处，致食管窄隘即成噎膈。”至西人则名为胃癌。所谓癌者，如山石之有岩，其形凸出也。此与杨氏之说正相符合，其为瘀血致病无疑也。

其脉象甚弱者，为其进食甚少，气血两亏也。至其便结如羊矢，亦因其饮食甚少，兼胃气虚弱不输送下行之故也。

此宜化其瘀血兼引其血下行，而更辅以培养气血之品。

**处方** 生赭石轧细一两　野台参五钱　生怀山药六钱
天花粉六钱　天冬四钱　桃仁去皮捣三钱　红花二钱
土鳖虫捣碎五枚　广三七捣细二钱

药共九味，将前八味煎汤一大盅，送服三七末一半，至煎渣再服时，再送服余一半。

**方解** 方中之义，桃仁、红花、土鳖虫、三七诸药，所以消其瘀血也。重用生赭石至一两，所以引其血下行也。用台参、山药者，所以培养胃中之气化，不使因服开破之药而有伤损也。用天冬、天花粉者，恐其胃液枯槁，所瘀之血将益干结，故藉其凉润之力以滋胃液，且即以防台参之因补生热也。

**效果** 将药服至两剂后，即可进食。服至五剂，大便如常。

因将赭石改用八钱。又服数剂，饮食加多，仍觉胃口似有阻碍，不能脱然。

俾将三七加倍为四钱，仍分两次服下，连进四剂，自大便泻下脓血若干，病遂痊愈。

**说明** 按：噎膈之证，有因痰饮而成者，其胃口之间生有痰

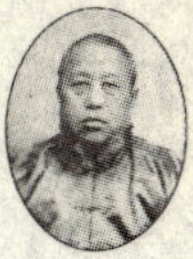



囊（即喻氏《寓意草》中所谓窠囊）。本方去土鳖虫、三七，加清半夏四钱，数剂可愈。有因胃上脘枯槁萎缩致成噎膈者，本方去土鳖虫、三七，将赭石改为八钱，再加当归、龙眼肉、枸杞子各五钱，多服可愈。有因胃上脘生瘤赘以致成噎膈者（五期三卷胃病噎膈治法篇中曾详论其治法）。然此证甚少，较他种噎膈亦甚难治。盖瘤赘之生，恒有在胃之下脘成反胃者。至生于胃之上脘成噎膈者，则百中无一二也。

## 反胃吐食

陈景三，天津河北人，年五十六岁，业商，得反胃吐食证，半年不愈。

**病因** 初因夏日多食瓜果致伤脾胃，廉于饮食。后又因处境不顺，心多抑郁，致成反胃之证。

**证候** 食后消化力甚弱，停滞胃中不下行，渐觉恶心。久之，则觉有气自下上冲，即将饮食吐出。屡经医诊视，服暖胃降气之药稍愈，仍然反复，迁延已年余矣。身体羸弱，脉弦长，按之不实，左右皆然。

**诊断** 此证之饮食不能消化，固由于脾胃虚寒。然脾胃虚寒者，食后恒易作泄泻。此则食不下行而作呕吐者，因其有冲气上冲，并迫其胃气上逆也。

当以温补脾胃之药为主，而以降胃镇冲之药辅之。

**处方** 生怀山药一两　白术炒三钱　干姜三钱

生鸡内金黄色的捣三钱　生赭石轧细六钱　炙甘草二钱

共煎汤一大盅，温服。

**效果** 将药煎服后，觉饮食下行，不复呕吐。翌日头午，大便下两次。再诊其脉，不若从前之弦长。

知其下元气化不固，不任赭石之镇降也。遂去赭石，加赤石脂五钱（用头煎和次煎之汤，分两次送服）、苏子二钱，日煎服一剂，连服十剂霍然痊愈。

盖赤石脂为末送服，可代赭石以降胃镇冲，而又有固涩下焦之力，故服不复滑泻也。

## 胃脘疼闷

天津十区宝华里，徐氏妇，年近三旬，得胃脘疼闷证。

**病因** 本南方人，出嫁随夫，久居北方。远怀乡里，归宁不得，常起忧思，因得斯证。

**证候** 中焦气化凝郁，饮食停滞、艰于下行，时欲呃逆，又苦不能上达，甚则蓄极绵绵作疼。其初病时，惟觉气分不舒。服药治疗三年，病益加剧，且身形亦渐羸弱，呼吸短气，口无津液，时常作渴，大便时常干燥。其脉左右皆弦细，右脉又兼有牢意。

**诊断** 《内经》谓：脾主思。此证乃过思伤脾，以致脾不升、胃不降也。为其脾气不上升，是以口无津液，呃逆不能上达；为其胃气不降，是以饮食停滞，大便干燥。

治之者当调养其脾胃，俾还其脾升胃降之常，则中焦气化舒畅，疼胀自愈，饮食加多而诸病自除矣。

**处方** 生怀山药一两　大甘枸杞八钱　生箭芪三钱
生鸡内金黄色的捣三钱　生麦芽三钱　玄参三钱
天花粉三钱　天冬三钱　生杭芍二钱　桂枝尖钱半
生姜三钱　大枣三枚擘开

共煎汤一大盅，温服。

**效果** 此方以山药、枸杞、黄芪、姜、枣培养中焦气化，以麦芽升脾（麦芽生用善升），以鸡内金降胃（鸡内金生用善降），以桂枝升脾兼以降胃（气之当升者遇之则升，气之当降者遇之当降），又用玄参、

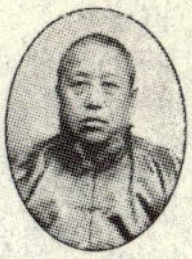



花粉诸药，以调剂姜、桂、黄芪之温热。则药性归于和平，可以久服无弊。

**复诊** 将药连服五剂，诸病皆大轻减。而胃疼仍未脱然，右脉仍有牢意。

度其疼处当有瘀血凝滞，拟再于升降气化药中加消瘀血之品。

**处方** 生怀山药一两 大甘枸杞八钱 生箭芪三钱 玄参三钱
天花粉三钱 生麦芽三钱 生鸡内金黄色的捣二钱
生杭药二钱 桃仁去皮炒捣一钱 广三七轧细二钱

药共十味，将前九味煎汤一大盅，送服三七末一半，至煎渣再服时，仍送服余一半。

**效果** 将药连服四剂，胃中安然不疼，诸病皆愈，身形渐强壮，脉象已如常人。将原方再服数剂，以善其后。

**或问：**药物之性原有一定，善升者不能下降，善降者不能上升，此为一定之理。何以桂枝之性既善上升，又善下降乎？

**答曰：**凡树枝之形状，分鹿角、蟹爪两种。鹿角者属阳，蟹爪者属阴。桂枝原具鹿角形状，且又性温，温为木气，为其得春木之气最厚，是以善升。而其味又甚辣，辣为金味，为其得秋金之味最厚，是以善降。究之，其能升兼能降之理，乃天生使独，又非可仅以气味相测之。

且愚谓"气之当升不升者，遇桂枝则升；气之当降不降者，遇桂枝则降"，此虽从实验中得来，实亦读《伤寒》、《金匮》而先有会悟。今试取《伤寒》、《金匮》凡用桂枝之方，汇通参观，自晓然无疑义矣。

## 冷积腹疼

王佑三，大城王家口人，年五十岁，在天津业商，少腹冷疼，久服药不愈。

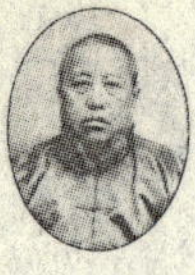



**病因** 自幼在家惯睡火炕，后在津经商，栖处寒凉，饮食又多不慎，遂得此证。

**证候** 其少腹时觉下坠，眠时须以暖水袋熨脐下。不然，则疼不能寐。若屡服热药，上焦即觉烦躁。是已历二年不愈。脉象沉弦，左右皆然，至数稍迟。

**诊断** 即其两尺沉弦，凉而且坠论之，知其肠中当有冷积。此宜用温通之药下之。

**处方** 与以自制通彻丸（系用牵牛头末和水为丸，如秫米粒大）三钱

俾于清晨空心服下。

**效果** 阅三点钟，腹中疼似加剧。须臾，下如绿豆糊所熬凉粉者若干。疼坠脱然痊愈，亦不觉凉。

继为开温通化滞之方，俾再服数剂，以善其后。

## 肠结腹疼

李连荣，天津泥沽人，年二十五岁，业商，于仲春得腹结作疼证。

**病因** 偶因恼怒触动肝气，遂即饮食停肠中，结而不下作疼。

**证候** 食结肠中，时时切疼。二十余日大便不通。始犹少进饮食，继则食不能进，饮水一口亦吐出。延医服药，无论何药下咽，亦皆吐出。其脉左右皆微弱，犹幸至数照常，按之犹有根柢，知犹可救。

**疗法** 治此等证，必止呕之药与开结之药并用，方能直达病所；又必须内外兼治，则久停之结庶下行。

**处方** 用硝菔攻结汤（方载三期三卷系用净朴硝四两，鲜莱菔五斤切片，将莱菔片和朴硝用水分数次煮烂即捞出，再换生莱菔片，将莱菔片煮完，可得浓汁一大碗，分三次服）送服生赭石细末。

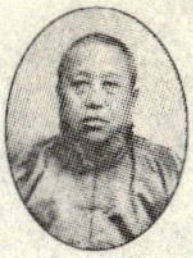



汤分三次服下（每五十分钟服一次），共送服赭石末两半。

外又用葱白四斤切丝，醋炒至极热，将热布包熨患处，凉则易之。

又俾用净萸肉二两，煮汤一盅，结开，下后饮之，以防虚脱。

**效果**　自晚八点钟服，至夜半时将药服完。炒葱外熨。至翌日早八点钟下燥粪二十枚，后继以溏便。

知其下净，遂将萸肉汤饮下，完然痊愈。若虚甚者，结开欲大便时，宜先将萸肉汤服下。

## 肠结腹疼兼外感实热

沈阳张姓媪，住小南门外风雨台旁，年过六旬，肠结腹疼，兼心中发热。

**病因**　素有肝气病：因怒肝气发动，恒至大便不通，必服泻药始通下。此次旧病复发而呕吐不能受药，是以病久不愈。

**证候**　胃下脐上似有实积，常常作疼。按之，则疼益甚。表里俱觉发热，恶心呕吐。连次延医服药，下咽须臾即吐出。大便不行已过旬日，水浆不入者七八日矣。脉搏五至，左右脉象皆弱，独右关重按似有力。舌有黄苔，中心近黑。因问其得病之初曾发冷否？答云：旬日前曾发冷两日，至三日即变为热矣。

**诊断**　即此证脉论之，其阳明胃腑当蕴有外感实热，是以表里俱热；因其肠结不通，胃气不能下行，遂转而上行，与热相并作呕吐。

治此证之法，当用镇降之药止其呕，咸润之药开其结，又当辅以补益之品，俾其呕止结开，而正气无伤，始克有济。

**处方**　生石膏轧细一两　生赭石轧细一两　玄参一两　潞参四钱
芒硝四钱　生麦芽二钱　茵陈二钱

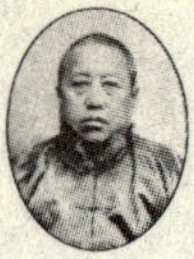



共煎汤一大盅，温服。

**效果** 煎服一剂，呕止结开，大便通下燥粪若干，表里热皆轻减，可进饮食。诊其脉，仍有余热未净。再为开滋阴清热之方，俾服数剂，以善后。

# 头部病门

## 头疼

李姓，住天津一区，业商，得头疼证，日久不愈。

**病因** 其人素羸弱，因商务操劳，遇事又多不顺，心肝之火常常妄动，遂致头疼。

**证候** 头疼不起床者已逾两月。每日头午犹轻，过午则浸加重。夜间疼不能寐，鸡鸣后疼又渐轻，可以少睡。心中时或觉热，饮食懒进。脉搏五至，左部弦长，关脉犹弦而兼硬，右脉则稍和平。

**诊断** 即此脉象论之，显系肝胆之热上冲脑部作疼也。

宜用药清肝火、养肝阴、镇肝逆，且兼用升清降浊之药理其脑部。

**处方** 生杭芍八钱　柏子仁六钱　玄参六钱　生龟板轧细六钱
龙胆草三钱　川芎钱半　甘菊花一钱　甘草三钱

共煎汤一大盅，温服。

**效果** 服药一剂，病愈十之七八，脉象亦较前和平。

遂将龙胆草减去一钱，又服两剂痊愈。

**或问：** 川芎为升提气分之品，今其头疼既因肝胆之热上冲，复用川芎以升提之，其热不益上冲乎？何以服之有效也？

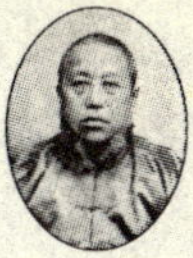



**答曰：**川芎升清气者也，清气即氢气也。按化学之理，无论何种气，若在氢气之中必然下降。人之脏腑原有氢气，川芎能升氢气上至脑中，则脑中热浊之气自然下降，是以其疼可愈也。

## 眼疾

李汝峰，年二十岁，文安人，在天津恒源纺纱厂学徒，得眼疾久不愈。

**病因** 厂中屋宇窄狭，人口众多，不得空气。且工作忙碌，致发生眼疾。

**证候** 眼睑红肿，胬肉遮睛甚剧，目睛胀疼，不但目不能见，且耳聋、鼻塞，见闻俱废，跬步须人扶持。其脉象洪长，按之甚实，两部皆然。其心中甚觉发热。舌有白苔，中心已黄。其从前大便原秘，因屡次服西医之药，大便日行两次。

**诊断** 此证当系先有外感伏气，积久化热。又因春阳萌动，屋宇气浊，激动伏气窜入阳明，兼入少阳。此《伤寒论》阳明篇中所谓少阳阳明也，是以脉象若斯之洪实。其热上冲遂至目疼、鼻塞、耳聋也。

当用药清其伏气之热而诸病自愈矣。

**处方** 拟用大剂白虎汤以清阳明之热，更加白芍、龙胆草以清少阳之热。

病人谓厂中原有西医，不令服外人药，今因屡次服其药而病浸加剧，故偷来求治于先生，或服丸散犹可，断乎不能在厂中煎服汤药。愚曰："此易耳。我有自制治眼妙药。送汝一包，服之必愈。"遂将预轧生石膏细末二两与之。嘱其分作六次服，日服三次，开水送下，服后宜多饮开水，令微见汗方好。

**效果** 隔三日复来，眼疾已愈十之八九，耳聋鼻塞皆愈，心已不觉热，脉已和平。

复与以生石膏细末两半，俾仍作六次服，将药服尽痊愈。至与以生石膏而不欲明言者，恐明言之彼将不敢服矣。

## 目病干疼

崔振之，天津东兴街永和鞋木厂同事，年三十四岁。患眼干，间有时作疼。

**病因** 向因外感之热传入阳明之府，服药多甘寒之品，致外感之邪未净，痼闭胃中，永不消散，其热上冲，遂发为眼疾。

**证候** 两目干涩，有时目睛胀疼，渐至视物昏花。心中时常发热，二便皆不通顺。其脉左右皆有力，而右关重按有洪实之象。屡次服药已近二年，仍不少愈。

**诊断** 凡外感之热传里，最忌但用甘寒滞泥之药，痼闭其外感之邪不能尽去。是以陆九芝谓如此治法，其病当时虽愈，后恒变成劳瘵。——此证因其禀赋强壮，是以未变劳瘵而发为眼疾。医者不知清其外感之余热，而泛以治眼疾之药治之，是以历久不愈也。

愚有制离中丹（即益元散以生石膏代滑石）。再佐以清热托表之品，以引久蕴之邪热外出眼疾当愈。

**处方** 离中丹一两　鲜芦根五钱　鲜茅根五钱

共药三味，将后二味煎汤三杯，分三次温服，每次服离中丹三钱强，为一日之量。若二种鲜根但有一种者，可倍作一两用之。

**效果** 将药如法服之。至第三日，因心中不发热，将离中丹减半，又服数日，眼之干涩疼胀皆愈，二便亦顺利。

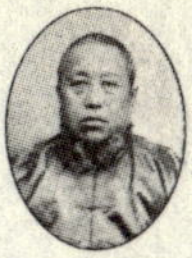



# 牙疼

王姓，年三十余，住天津东门里二道街，业商，得牙疼病。

**病因** 商务劳心，又兼连日与友宴饮，遂得斯证。

**证候** 其牙疼甚剧，有碍饮食，夜不能寐。服一切治牙疼之药不效，已迁延二十余日矣。其脉左部如常，而右部弦长，按之有力。

**诊断** 此阳明胃气不降也。上牙龈属足阳明胃，下牙龈属手阳明大肠。究之，胃气不降，肠中之气亦必不降。火随气升，血亦因之随气上升，并于牙龈而作疼。是以牙疼者牙龈之肉多肿热也。

宜降其胃气，兼引其上逆之血下行，更以清热之药辅之。

**处方** 生赭石轧细一两　怀牛膝一两　滑石六钱　甘草一钱

煎汤服。

**效果** 将药煎服一剂，牙疼立愈。俾按原方再服一剂，以善其后。

说明方书治牙疼未见有用赭石、牛膝者。因愚曾病牙疼，以二药治愈（详案在五期二卷）。后凡遇胃气不降致牙疼者，方中必用此二药。其阳明胃腑有实热者，又恒加生石膏数钱。

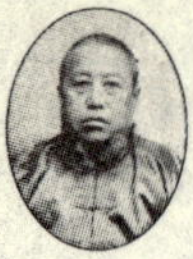



# 肢体疼痛门

## 胁疼

陈锡周，安徽人，寓天津一区，年六旬，得胁下作疼证。

**病因** 素性仁慈，最喜施舍，联合同志共捐钱开设粥场，诸事又皆亲自经管。因操劳过度，遂得胁下作疼病。

**证候** 其疼或在左胁，或在右胁，或有时两胁皆疼，医者治以平肝、舒肝、柔肝之法皆不效。迁延年余，病势浸增。疼剧之时，觉精神昏愦。其脉左部微细，按之即无，右脉似近和平，其搏动之力略失于弱。

**诊断** 人之肝居胁下，其性属木，原喜条达。此因肝气虚弱不能条达，故郁于胁下作疼也。其疼或在左或在右者，《难经》云，肝之为脏，其治在左。其藏在右胁右肾之前，并胃著于脊之第九椎（《金鉴》刺灸篇曾引此数语，今本《难经》不知被何人删去）。所谓藏者，肝脏所居之地也；谓治者，肝气所行之地也。是知肝虽居右，而其气化实先行于左。其疼在左者，肝气郁于所行之地也；其疼在右者，肝气郁于所居之地也；其疼剧时精神昏愦者，因肝经之病原与神经有涉也（肝主筋，脑髓神经为灰白色之筋，是以肝经之病与神经有涉）。

治此证者，当以补助肝气为主，而以升肝化郁之药辅之。

**处方** 生箭芪五钱　生杭芍四钱　玄参四钱　滴乳香炒三钱
明没药不炒三钱　生麦芽三钱　当归三钱　川芎二钱
甘草钱半

共煎汤一大盅，温服。

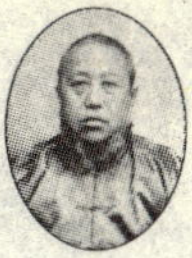


**方解** 方书有谓肝虚无补法者，此非见道之言也。《周易》谓："同声相应，同气相求"。愚尝以此理推之，确知黄芪当为补肝之主药。何则？黄芪之性温而能升，而脏腑之中秉温升之性者肝木也。是以各脏腑气虚，黄芪皆能补之。而以补肝经之气虚，实更有同气相求之妙，是以方中用之为主药。然因其性颇温，重用之虽善补肝气，恐并能助肝火，故以芍药、玄参之滋阴凉润者济之。用乳香、没药者，以之融化肝气之郁也；用麦芽、芎䓖者，以之升达肝气之郁也（麦芽生用有升达之力）。究之，无论融化升达，皆通行其经络，使之通则不痛也。用当归者，以肝为藏血之脏，既补其气，又欲补其血也。且当归味甘多液，固善生血；而性温、味又兼辛，实又能调和气分也。用甘草者，以其能缓肝之急。而甘草与芍药并用，原又善治腹疼，当亦可善治胁疼也。

再诊将药连服四剂，胁疼已愈强半，偶有疼时亦不甚剧。脉象左部重按有根，右部亦较前有力。惟从前因胁疼食量减少，至此仍未增加。

拟即原方再加健胃消食之品。

**处方** 生箭芪四钱　生杭芍四钱　玄参四钱　于白术三钱
滴乳香炒三钱　明没药不炒三钱　生麦芽三钱　当归三钱
生鸡内金黄色的捣二钱　川芎二钱　甘草钱半

共煎汤一大盅，温服。

**三诊** 将药连服四剂，胁下已不作疼，饮食亦较前增加，脉象左右皆调和无病。惟自觉两腿筋骨软弱。

此因病久使然也。拟再治以疏肝健胃，强壮筋骨之剂。

**处方** 生箭芪四钱　生怀山药四钱　天花粉四钱　胡桃仁四钱
于白术三钱　生明没药三钱　当归三钱　生麦芽三钱
寸麦冬三钱　生鸡内金黄色的捣二钱　真鹿角胶三钱

药共十一味，将前十味煎汤一大盅，再将鹿角胶另用水炖化、和匀，温服。

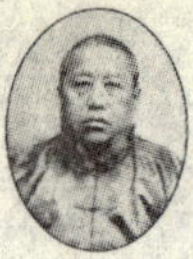



**效果** 将药连服十剂，身体浸觉健壮。遂停服汤药，俾用生怀山药细末七八钱，或至一两，凉水调和煮作茶汤，调以蔗糖令其适口，当点心服之。服后再嚼服熟胡桃仁二三钱，如此调养，宿病可以永愈。

## 胁下疼兼胃口疼

齐斐章，县尹，吉林人，寓天津二区。年五旬，得胁下作疼，兼胃口疼病。

**病因** 素有肝气不顺病。继因设买卖赔累，激动肝气，遂致胁下作疼，久之胃口亦疼。

**证候** 其初次觉疼恒在申酉时，且不至每日疼。后浸至每日觉疼，又浸至无时不疼。屡次延医服药，过用开破之品伤及脾胃，饮食不能消化。至疼剧时，恒连胃中亦疼。其脉左部沉弦微硬，右部则弦而无力，一息近五至。

**诊断** 其左脉弦硬而沉者，肝经血虚火盛，而肝气又郁结也；其右脉弦而无力者，土为木伤，脾胃失其蠕动健运也；其胁疼之起点在申酉时者，因肝属木，申酉属金，木遇金时其气化益遏抑不舒也。

《内经》谓："厥阴不治，求之阳明。"夫厥阴为肝，阳明为胃，遵《内经》之微旨以治此证，果能健补脾胃，俾中焦之气化运行无滞，再少佐以理肝之品，则胃疼可愈，而胁下之疼亦即随之而愈矣。

**处方** 生怀山药一两　大甘枸杞六钱　玄参四钱　寸麦冬带心四钱
于白术三钱　生杭芍三钱　生麦芽三钱　桂枝尖二钱
龙胆草二钱　生鸡内金黄色的捣二钱　厚朴钱半
甘草钱半　生姜二钱



共煎汤一大盅，温服。

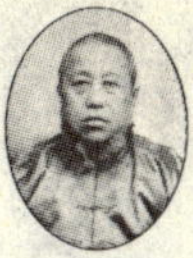



**复诊** 将药连服四剂，胃中已不作疼，胁下之疼亦大轻减，且不至每日作疼。即有疼时亦须臾自愈。脉象亦见和缓。

遂即原方略为加减，俾再服之。

**处方** 生怀山药一两 大甘枸杞六钱 玄参五钱 寸麦冬带心四钱
于白术三钱 生杭芍三钱 当归三钱 桂枝尖二钱
龙胆草二钱 生鸡内金黄色的捣二钱 醋香附钱半
甘草钱半 生姜二钱

并煎汤一大盅，温服。

**效果** 将药连服五剂，胁下之疼霍然痊愈，肝脉亦和平如常矣。遂停服汤药，俾日用生怀山药细末两许，水调煮作茶汤，调以蔗糖令适口，以之送服生鸡内金细末二分许，以善其后。

**或问：**人之手足皆有阳明经与厥阴经。《内经》浑言厥阴阳明，而未显指其为足经、手经。何以知其所称者为足厥阴肝、足阳明胃乎？

**答曰：**此有定例。熟读《内经》者自能知之。盖人之足经长、手经短，足经原可以统手经也。是《内经》之论六经，凡不言手经、足经者，皆指足经而言。若所论者为手经则必明言为手某经矣。此不但《内经》为然。即如《伤寒论》以六经分篇，亦未尝指明为手经、足经，而所载诸方大抵皆为足经立法也。

**或问：**理肝之药莫如柴胡，其善舒肝气之郁结也。今治胁疼两方中皆用桂枝而不用柴胡，将毋另有取义？

**答曰：**桂枝与柴胡虽皆善理肝，而其性实有不同之处。如此证之疼肇于胁下，是肝气郁结而不舒畅也。继之因胁疼累及胃中亦疼，是又肝木之横恣而其所能胜也。

柴胡能舒肝气之郁，而不能平肝木之横恣。

桂枝其气温升（温升为木气），能舒肝气之郁结则胁疼可愈；其味辛辣（辛辣为金味），更能平肝木横恣则胃疼亦可愈也。惟其性偏于温，与肝血虚损有热者不宜，故特加龙胆草以调剂之，俾其性归和平而后用之，有益无损也。

不但此也，拙拟两方之要旨，不外升肝降胃，而桂枝之妙用，不但为升肝要药，实又为降胃要药。《金匮》桂枝加桂汤，治肾邪奔豚上干直透中焦，而方中以桂枝为主药，是其能降胃之明征也。再上溯《神农本经》，谓桂枝主上气、咳逆及吐吸（吸不归根即吐出，即后世所谓喘也），是桂枝原善降肺气。然必胃气息息下行，肺气始能下达无碍。细绎经旨，则桂枝降胃之功用，更可借善治上气咳逆吐吸而益显也。盖肝升胃降，原人身气化升降之常，顺人身自然之气化而调养之，则有病者自然无病。此两方之中所以不用柴胡皆用桂枝也。

## 胁疼

邻村西楼庄，李姓妇，年近四旬，得胁下疼证。

**病因**　平素肝气不舒，继因暴怒，胁下陡然作疼。

**证候**　两胁下掀疼甚剧，呻吟不止，其左胁之疼尤甚。倩人以手按之，则其疼稍愈。心中时觉发热，恶心欲作呕吐，脉左右两部皆弦硬。

**诊断**　此肝气胆火相助横恣，欲上升而不能透膈，郁于胁下而作疼也。当平其肝气泻其胆火，其疼自愈。

**处方**　川楝子捣碎八钱　生杭芍四钱　生明没药四钱　生麦芽三钱　三棱三钱　莪术三钱　茵陈二钱　龙胆草二钱　连翘三钱

磨取生铁锈浓水，煎药取汤一大盅，温服。

**方解**　方中川楝、芍药、龙胆，引气火下降者也；茵陈、生麦芽，引气火上散者也；三棱、莪术，开气火之凝结；连翘、没药，消气火之弥漫；用铁锈水煎药者，藉金之余气，以镇肝胆之木也。

**效果**　煎服一剂后，其疼顿止，而仍觉气分不舒。

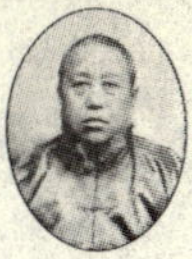



遂将川楝、三棱、莪术各减半，再加柴胡二钱，一剂痊愈。

## 腰疼

天津保安队长李雨霖，辽阳人，年三十四岁，得腰疼证。

**病因**　公事劳心过度，数日懒食，又勉强远出操办要务，因得斯证。

**证候**　其疼剧时不能动转，轻时则似疼非疼，绵绵不已。亦恒数日不疼，或动气或劳力时则疼剧，心中非常发闷。其脉左部沉弦，右部沉牢，一息四至强。

观其从前所服之方，虽不一致，大抵不外补肝肾强筋骨诸药，间有杂以祛风药者。

自谓得病之初，至今已三年，服药数百剂，其疼卒未轻减。

**诊断**　《内经》谓通则不痛。此证乃痛则不通也。肝肾果系虚弱，其脉必细数。今左部沉弦，右部沉牢，其为腰际关节经络有瘀而不通之气无疑。

拟治以利关节通经络之剂。

**处方**　生怀山药一两　大甘枸杞八钱　当归四钱　丹参四钱
生明没药四钱　生五灵脂四钱　穿山甲炒捣二钱
桃仁去皮捣碎二钱　红花钱半　土鳖虫捣碎五枚
广三七轧细二钱

药共十一味，先将前十味煎汤一大盅，送服三七细末一半，至煎渣重服时，再送其余一半。

**效果**　将药连服三剂，腰已不疼，心中亦不发闷。脉象虽有起色，仍未复常。

遂即原方去山甲加川续断、生杭芍各三钱，连服数剂，脉已复常。自此病遂除根。

说明医者治病不可预有成见，临证时不复细审病因。方书谓腰者肾之府，腰疼则肾脏衰惫，又谓肝主筋、肾主骨，腰疼为筋骨之病，是以肝肾主之。治腰疼者因先有此等说存于胸中，恒多用补肝肾之品。究之，此证由于肝肾虚者甚少，由于气血瘀者颇多，若因努力任重而腰疼者尤多瘀证。

曾治一人因担重物后腰疼。为用三七、土鳖虫等分共为细末，每服二钱，日两次，服三日痊愈。

又一人因抬物用力过度，腰疼半年不愈。忽于疼处发出一疮，在脊梁之旁，微似红肿，状若覆盂，大径七寸。疡医以为腰疼半年始发现此疮，其根蒂必深，不敢保好，转求愚为治疗，调治两旬始愈（详案载三期八卷，内托生肌散后）。——然使当腰初觉疼之时，亦服三七、土鳖以开其瘀，又何至有后时之危险乎！

又尝治一妇，每当行经之时腰疼殊甚。诊其脉，气分甚虚。于四物汤中加黄芪八钱，服数剂而疼愈。

又一妇腰疼绵绵不止，亦不甚剧。诊其脉，知其下焦虚寒，治以温补下焦之药。又于服汤药之外，俾服生硫黄细末一钱，日两次。硫黄服尽四两，其疼除根。

是知同是腰疼，而其致病之因各异。治之者安可胶柱鼓瑟哉！

## 腿疼

窦英茹，邻村蒙馆教员，年过三旬，于孟冬得腿疼证。

**病因**　禀赋素弱，下焦常畏寒凉。一日因出门寝于寒凉屋中，且铺盖甚薄，晨起遂病腿疼。

**证候**　初疼时犹不甚剧，数延医服药无效。后因食猪头其疼陡然加剧，两腿不能任地，夜则疼不能寐。其脉左右皆弦细无力，两尺尤甚，至数稍迟。

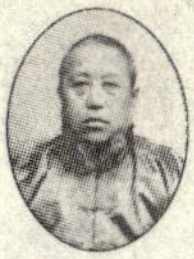



**诊断** 此证因下焦相火虚衰，是以易为寒侵。而细审其脉，实更兼气虚不能充体，即不能达于四肢以运化药力。是以所服之药纵对证亦不易见效也。

此当助其相火、祛其外寒，而更加补益气分之药，使气分壮旺自能运行药力以胜病也。

**处方** 野党参六钱　当归五钱　怀牛膝五钱　胡桃仁五钱

乌附子四钱　补骨脂炒捣三钱　滴乳香炒三钱

明没药不炒三钱　威灵仙钱半

共煎汤一大盅，温服。

**复诊** 将药连服五剂，腿之疼稍觉轻而仍不能任地，脉象较前似稍有力。问其心中服此热药多剂后仍不觉热。

因思其疼在于两腿，当用性热质重之品，方能引诸药之力下行以达病所。

**处方** 野党参五钱　怀牛膝五钱　胡桃仁五钱　乌附子四钱

白术炒三钱　补骨脂炒捣三钱　滴乳香炒三钱

明没药不炒三钱　生硫黄研细一钱

共药九味，将前八味煎汤一大盅，送服硫黄末五分，至煎渣再服时，又送服所余五分。

**效果** 将药连服八剂，腿疼大见轻减，可扶杖行步，脉象已调和无病，心中微觉发热。

俾停服汤药，每日用生怀山药细末七八钱许，煮作茶汤，送服青娥丸三钱，或一次或两次皆可。后服至月余，两腿分毫不疼，步履如常人矣。

**或问：**猪肉原为寻常服食之物，何以因食猪头肉而腿疼加剧乎？

**答曰：**猪肉原有苦寒有毒之说。曾见于各家本草。究之，其肉非苦寒．亦非有毒。而猪头之肉实具有咸寒开破之性（猪嘴能起土成沟，故有开破之性）。是以善通大便燥结。其咸寒与开破皆

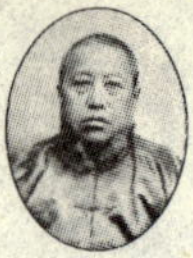



与腿之虚寒作疼者不宜也，此所以食猪头肉后而腿之疼加剧也。

# 肿胀门

## 受风水肿

邑北境常庄刘氏妇，年过三旬，因受风得水肿证。

**病因** 原系农家，时当孟夏，农家忙甚。将饭炊熟，复自馌。田间，因作饭时受热出汗，出门时途间受风，此后即得水肿证。

**证候** 腹中胀甚，头面周身皆肿，两目之肿不能开视。心中发热，周身汗闭不出，大便干燥，小便短赤。其两腕肿甚，不能诊脉。按之移时，水气四开，始能见脉。其左部弦而兼硬，右部滑而颇实，一息近五至。

**诊断** 《金匮》辨水证之脉，谓风水脉浮。此证脉之部位肿甚，原无从辨其脉之浮沉。然即其自述，谓于有汗受风之后，其为风水无疑也。

其左脉弦硬者，肝胆有郁热也；其右脉滑而实者，外为风束，胃中亦浸生热也；至于大便干燥，小便短赤，皆肝胃有热之所致也。

当用《金匮》越婢汤加减治之。

**处方** 生石膏捣细一两　滑石四钱　生杭芍四钱　麻黄三钱
甘草二钱　大枣四枚擘开　生姜二钱　西药阿斯必林一瓦

中药七味，共煎汤一大盅。当煎汤将成之时，先用白糖水将西药阿斯必林送下。候周身出汗（若不出汗仍可再服一瓦），将所煎之汤药温服下，其汗出必益多，其小便当利，肿即可消矣。

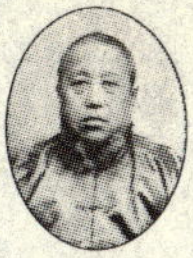



**复诊**　如法将药服完，果周身皆得透汗。心中已不发热，小便遂利，腹胀身肿皆愈强半，脉象已近和平。拟再治以滋阴利水之剂，以消其余肿。

**处方**　生杭芍六钱　生薏米捣细六钱　鲜白茅根一两

药共三味，先将前二味水煎十余沸，加入白茅根再煎四五沸，取汤一大盅，温服。

**效果**　将药连服十剂，其肿全消。俾每日但用鲜白茅根一两，煎数沸当茶饮之，以善其后。

**或问：**前方中用麻黄三钱原可发汗，何必先用西药阿斯必林先发其汗乎？

**答曰：**麻黄用至三钱虽能发汗，然有石膏、滑石、芍药以监制之，则其发汗之力顿减。况肌肤肿甚者，汗尤不易透出也。若因其汗不易出，拟复多加麻黄，而其性热而且燥，又非所宜。惟西药阿斯必林，其原质存于杨柳皮津液之中，其性凉而能散，既善发汗又善清热，以之为麻黄之前驱，则麻黄自易奏功也。

**或问：**风袭人之皮肤，何以能令人小便不利，积成水肿？

**答曰：**小便出于膀胱，膀胱者太阳之腑也。袭人之风由经传腑，致膀胱失其所司，是以小便不利。麻黄能祛太阳在府之风。佐以石膏、滑石，更能清太阳在腑之热，是以服药汗出而小便自利也。况此证肝中亦有蕴热。《内经》谓“肝热病者小便先黄”，是肝与小便亦大有关系也。方中兼用芍药以清肝热，则小便之利者当益利。至于薏米、茅根，亦皆为利小便之辅佐品。汇集诸药为方，是以用之必效也。

## 阴虚水肿

邻村霍氏妇，年二十余，因阴虚得水肿证。

**病因**　因阴分虚损，常作灼热。浸至小便不利，积成水肿。

**证候** 头面周身皆肿，以手按其肿处成凹，移时始能复原。日晡潮热，心中亦恒觉发热。小便赤涩，一日夜间不过通下一次。其脉左部弦细，右部弦而微硬，其数六至。

**诊断** 此证因阴分虚损，肾脏为虚热所伤而生炎，是以不能漉水以利小便。且其左脉弦细，则肝之疏泄力减，可致小便不利；右脉弦硬，胃之蕴热下溜，亦可使小便不利，是以积成水肿也。

宜治以大滋真阴之品，俾其阴足自能退热，则肾炎可愈，胃热可清。肝木得肾水之涵濡，而其疏泄之力亦自充足。再辅以利小便之品作向导，其小便必然通利，所积之水肿亦不难徐消矣。

**处方** 生怀山药一两　生怀地黄六钱　生杭芍六钱　玄参五钱
大甘枸杞五钱　沙参四钱　滑石三钱

共煎汤一大盅，温服。

**复诊** 将药连服四剂，小便已利，头面周身之肿已消弱半，日晡之热已无，心中仍有发热之时。惟其脉仍数逾五至。

知其阴分犹未充足也。仍宜注重补其真阴而少辅以利水之品。

**处方** 熟怀地黄一两　生杭芍六钱　生怀山药五钱
大甘枸杞五钱　柏子仁四钱　玄参四钱　沙参三钱
生车前子三钱装袋　大云苓片二钱　鲜白茅根五钱

药共十味，先将前九味水煎十余沸，再入鲜白茅根，煎四五沸，取汤一大盅，温服。若无鲜白茅根，可代以鲜芦根。至两方皆重用芍药者，因芍药性善滋阴，而又善利小便，原为阴虚小便不利者之主药也。

**效果** 将药连服六剂，肿遂尽消，脉已复常。遂停服汤药，俾日用生怀山药细末两许，熬作粥，少兑以鲜梨自然汁，当点心服之，以善其后。

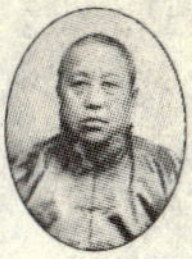



# 风水有痰

马朴臣，辽宁大西关人，年五旬，业商，得受风水肿兼有痰证。

**病因** 因秋末远出经商，劳碌受风，遂得斯证。

**证候** 腹胀，周身漫肿，喘息迫促，咽喉膺胸之间时有痰涎堵塞。舌苔淡白，小便赤涩短少，大便间日一行，脉象无火而微浮。

拟是风水，当遵《金匮》治风水之方治之。

**处方** 生石膏捣细一两 麻黄三钱 甘草二钱 生姜二钱 大枣四枚擘开 西药阿斯必林三分

共药六味，将前五味煎汤一大盅，冲化阿斯必林，温服，被覆取汗。

**方解** 此方即越婢汤原方加西药阿斯必林也。当时冬初，北方天气寒凉，汗不易出，恐但服越婢汤不能得汗，故以西药之最善发汗兼能解热者之阿斯必林佐之。

**复诊** 将药服后，汗出遍体，喘息顿愈，他证如故。又添心中热渴，不思饮食。诊其脉，仍无火象。

盖因痰饮多而湿胜故也。斯当舍脉从证，而治以清热之重剂。

**处方** 生石膏捣细四两 天花粉八钱 薄荷叶钱半

共煎汤一大碗，俾分多次徐徐温饮下。

**三诊** 将药服后，热渴痰涎皆愈强半，小便亦见多，可进饮食，而漫肿腹胀不甚见轻。

斯宜注重利其小便以消漫肿，再少加理气之品以消其腹胀。

**处方** 生石膏捣细一两 滑石一两 地肤子三钱 丈菊子捣碎三钱 海金沙三钱 槟榔三钱 鲜茅根三钱

共煎汤一大盅半，分两次温服下。

丈菊俗名向日葵。究之，向日葵之名当属之卫足花，不可以名丈菊也。丈菊子《本草纲目》未收，因其善治淋疼利小便，故方中用之。

**效果** 将药煎服两剂，小便大利，肿胀皆见消。因将方中石膏、滑石、槟榔皆减半，连服三剂病痊愈。

# 黄疸门

## 黄疸兼外感

天津北大关下首，苏媪，年六十六岁，于仲春得黄疸证。

**病因** 事有拂意，怒动肝火，继又薄受外感，遂遍身发黄成疸证。

**证候** 周身黄色如橘，目睛黄尤甚，小便黄可染衣，大便色白而干，心中发热作渴，不思饮食。其脉左部弦长有力且甚硬，右部脉亦有力而微浮，舌苔薄而白无津液。

**诊断** 此乃肝中先有蕴热，又为外感所束，其热益甚，致胆管肿胀，不能输其胆汁于小肠，而溢于血中，随血运遍周身，是以周身无处不黄。迨至随血运行之余，又随水饮渗出，归于膀胱，是以小便亦黄。至于大便色白者，因胆汁不入小肠以化食，大便中既无胆汁之色也。

《金匮》有硝石矾石散，原为治女劳疸之专方，愚恒借之以概治疸证皆效，而煎汤送服之药须随证变更。其原方原用大麦粥送服。而此证肝胆之脉太盛，当用泻肝胆之药煎汤送之。

**处方** 净火硝研细一两　皂矾捣碎一两

大麦面焙熟二两，如无可代以小麦面

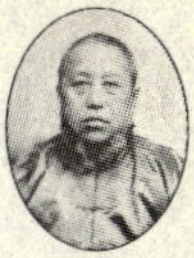



水和为丸，桐子大，每服二钱，日两次。此即硝石矾石散而变散为丸也。

**汤药** 生怀山药一两 生杭芍八钱 连翘三钱 滑石三钱 栀子二钱 茵陈二钱 甘草二钱

共煎汤一大盅，送服丸药一次，至第二次服丸药时，仍煎此汤药之渣送之。再者，此证舌苔犹白，右脉犹浮。当于初次服药后迟一点钟，再服西药阿斯必林一瓦，俾周身得微汗，以解其未罢之表证。

**方解** 按：硝石矾石散，服之间有作呕吐者。今变散为丸，即无斯弊。又方中矾石解者多谓系白矾，而兹方中用皂矾者，因本方后有病随大小便去，小便正黄，大便正黑数语。解者又谓大便正黑系瘀血下行。夫果系瘀血下行，当为紫黑何为正黑，盖人惟服皂矾其大便必正黑，矾石系为皂矾之明征。又尝考《本经》，硝石一名羽涅。《尔雅》又名为涅石。夫涅者，染物使黑也。矾石既为染黑色所需之物，则为皂矾非白矾尤无疑矣。且此病发于肝胆，皂矾原为硫酸化铁而成，化学家既名之为硫酸铁，方中用矾石原借金能制木之义以制胆汁之妄行也。又尝阅西学医书，其治黄疸亦多用铁基之药。即中西医理汇通参观，则矾石为皂矾，而绝非白矾，不更分毫无疑哉！

**复诊** 将药连服四剂。阿斯必林服一次已周身得汗，其心中已不若从前之渴热，能进饮食，大便已变黑色，小便黄色稍淡，周身之黄亦见退，脉象亦较前和缓。

俾每日仍服丸药两次，每次服一钱五分，所送服之汤药方则稍为加减。

**汤药** 生怀山药一两 生杭芍六钱 生麦芽三钱 鲜茅根三钱，茅根无鲜者可代以鲜芦根 茵陈二钱 龙胆草二钱 甘草钱半

共煎汤，送服丸药如前。

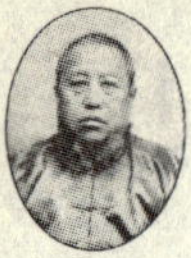



**效果** 将药连服五剂，周身之黄已减三分之二，小便之黄亦日见轻减，脉象已和平如常。

遂俾停药勿服，日用生怀山药、生薏米等分轧细，煮作茶汤。调入鲜梨、鲜荸荠自然汁，当点心服之。阅两旬，病遂痊愈。

**或问：**黄疸之证，中法谓病发于脾，西法谓病发于胆。今此案全从病发于胆论治，将勿中法谓病发于脾者不可信欤？

**答曰：**黄疸之证有发于脾者，有发于胆者，为黄疸之原因不同，是以仲圣治黄疸之方各异。即如硝石矾石散，原治病发于胆者也。其矾石若用皂矾，固为平肝胆要药。至硝石确系火硝，其味甚辛，辛者金味，与矾石并用更可相助为理也。且西人谓有因胆石成黄疸者，而硝石矾石散，又善消胆石；有因钩虫成黄疸者，而硝石矾石散，并善除钩虫。制方之妙，诚不可令人思议也！

不但此也。仲圣对于各种疸证多用茵陈。此物乃青蒿之嫩者，禀少阳最初之气，发生于冰雪未化之中，色青、性凉、气香，最善入少阳之府以清热疏郁、消肿透窍，原为少阳之主药。仲圣若不知黄疸之证兼发于胆，何以若斯喜用少阳之药乎？是以至明季南昌喻氏出，深窥仲圣用药之奥旨，于治钱小鲁酒疸一案，直谓胆之热汁溢于外，以渐渗于经络则周身俱黄云云，不已显然揭明黄疸有发于胆经者乎？

## 黄疸

王级三，奉天陆军连长，年三十二岁，于季秋得黄疸证。

**病因** 出外行军，夜宿帐中，勤苦兼受寒凉。如此月余，遂得黄疸证。

**证候** 周身黄色甚暗，似兼灰色。饮食减少，肢体酸懒无力，大便一日恒两次，似完谷不化。脉象沉细，左部更沉细

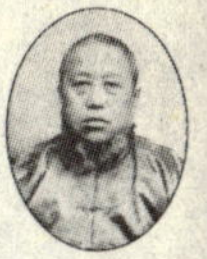



欲无。

**诊断** 此脾胃肝胆两伤之病也。为勤苦寒凉过度，以致伤其脾胃，是以饮食减少，完谷不化；伤其肝胆，是以胆汁凝结于胆管之中，不能输肠以化食，转由胆囊渗出，随血流行于周身而发黄。

此宜用《金匮》硝石矾石散以化其胆管之凝结，而以健脾胃补肝胆之药煎汤送服。

**处方** 用硝石矾石散所制丸药（见前），每服二钱，一日服两次，用后汤药送服。

**汤药** 生箭芪六钱　白术炒四钱　桂枝尖三钱
生鸡内金黄色的捣二钱　甘草二钱

共煎汤二大盅，送服丸药一次。至第二次服丸药时，仍煎此汤药之渣送之。

**复诊** 将药连服五剂，饮食增加，消化亦颇佳良，体力稍振，周身黄退弱半，脉象亦大有起色。俾仍服丸药，一次服一钱五分，日两次，所送服之汤药宜略有加减。

**处方** 生箭芪六钱　白术炒四钱　当归三钱　生麦芽三钱
生鸡内金黄色的捣二钱　甘草二钱

共煎汤一大盅，送服丸药一次。至第二次服丸药时，仍煎此汤药之渣送服。

**效果** 将药连服六剂，周身之黄已退十分之七，身形亦渐强壮，脉象已复其常。俾将丸药减去一次，将汤药中去白术，加生怀山药五钱。再服数剂，以善其后。

## 黄疸

范庸吾，年三十二岁，住天津城里草厂庵旁，业商，为义商汇丰银行经理，得黄疸证。

**病因** 连日朋家饮宴，饮酒过量，遂得斯证。

**证候** 周身面白俱黄，饮食懒进，时作呕吐，心中恒觉发热，小便黄甚，大便白而干涩。脉象左部弦而有力，右部滑而有力。

**诊断** 此因脾中蕴有湿热，不能助胃消食，转输其湿热于胃，以致胃气上逆（是以呕吐），胆火亦因之上逆（黄坤载谓，非胃气下降，则胆火不降），致胆管肿胀不能输其汁于小肠以化食，遂溢于血中而成黄疸矣。

治此证者，宜降胃气，除脾湿，兼清肝胆之热，则黄疸自愈。

**处方** 生赭石轧细一两　生薏米捣细八钱　茵陈三钱　栀子三钱　生麦芽三钱　竹茹三钱　木通二钱　槟榔二钱　甘草二钱

煎汤服。

**效果** 服药一剂，呕吐即止，可以进食。又服两剂，饮食如常，遂停药。静养旬日间，黄疸皆退净。

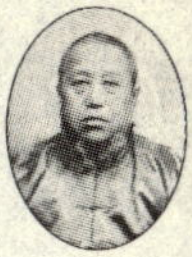



# 《医学衷中参西录》第六期第三卷

## 痢疾门

### 痢疾转肠溃疡

杨晴溪，沧县杨家石桥人，年三十五岁，业商，于季秋因下痢成肠溃疡证。

**病因** 向在天津开耀华织工厂，因赔累歇业，心中懊侬，暗生内热。其肝胆之热下迫，致成痢疾。痢久不愈，又转为肠溃疡。

**证候** 其初下痢时，后重腹疼，一昼夜十七八次，所下者赤痢，多带鲜血，间有白痢。延医治疗阅两月，病益加剧。所下者渐变为血水，杂以脂膜，其色腐败，其气腥臭。每腹中一觉疼即须入厕，一昼夜二十余次，身体羸弱，口中发干，心中怔忡。其脉左右皆弦细，其左部则弦而兼硬，一分钟九十二至。

**诊断** 此乃因痢久不愈，肠中脂膜腐败，由腐败而至于溃烂，是以纯下血水杂以脂膜，即西人所谓肠溃疡也。其脉象弦细者，气血两亏也；其左脉细而硬者，肝肾之阴亏甚也；其口干心中怔忡者，皆下血过多之所致也。

此宜培养其气血，而以解毒化瘀生新之药佐之。

**处方** 龙眼肉一两　生怀山药一两　熟地黄一两　金银花四钱
甘草三钱　广三七轧细三钱

药共六味，将前五味煎汤，送服三七末一半。至煎渣再服时，仍送服余一半。

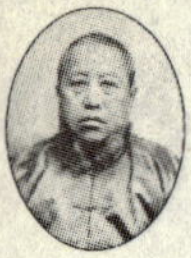



**方解**　龙眼肉为补益脾胃之药，而又善生心血以愈怔忡，更善治肠风下血。治此证当为主药。山药亦善补脾胃，而又能上益肺气、下固肾气，其所含多量之蛋白质，尤善滋阴养血。凡气血两虚者，洵为当用之药。熟地黄不但补肾阴也，冯楚瞻谓能大补肾中元气。要亦气血双补之品也。此三味并用，久亏之气血自能渐复。气血壮旺自能长肌肉排腐烂。又佐以金银花、甘草以解毒，三七以化瘀生新，庶能挽回此垂危之证也。

**复诊**　将药煎服三剂，病大见愈。一昼夜大便三四次，间见好粪。心中已不怔忡，脉象犹弦而左部不若从前之硬。因所服之药有效，遂即原方略为加减，又服数剂，其大便仍一日数次，血粪相杂。

因思：此证下痢甚久，或有阿米巴毒菌（此菌详三期痢疾门）伏藏于内，似方中加消除此毒菌之药治之。

**处方**　龙眼肉一两　生怀山药一两　熟地黄一两　甘草三钱
生硫黄研细八分　鸦胆子去皮成实者六十粒

共药六味，将前四味煎汤一大盅，送服鸦胆子、硫黄末各一半。至煎渣再服时，仍送服余一半。

**方解**　方中用鸦胆子、硫黄者，因鸦胆子为治血痢要药，并善治二便下血；硫黄为除阿米巴痢之毒菌要药。二药并用，则凉热相济，性归和平，奏效当速也。

**三诊**　将药煎服两剂，其大便仍血粪相杂，一日数行。

因思：鸦胆子与硫黄并用虽能消除痢中毒菌，然鸦胆子化瘀之力甚大，硫黄又为润大便之药（《本草》谓其能使大便润、小便长，西人以硫黄为轻下药），二药虽能消除痢中毒菌，究难使此病完全除根。

拟去此二药，于方中加保护脂膜，固涩大便之品。

**处方**　龙眼肉一两　生怀山药一两　大熟地黄一两
赤石脂捣细一两　甘草三钱　广三七轧细三钱

药共六味，将前五味煎汤一大盅，送服三七细末一半。至煎

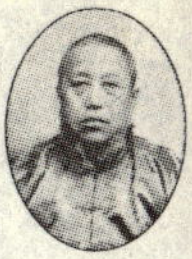



渣再服时，仍送服其余一半。

**效果** 将药连服五剂，下血之证痊愈，口中已不发干，犹日下溏粪两三次，然便时腹中分毫不疼矣。俾用生怀山药轧细末，每用两许，煮作茶汤，调以白糖令适口，当点心服之，其大便久自能固。

## 痢疾

天津一区慧文里，张氏幼女，年五岁，于孟秋得痢证。

**病因** 暑日恣食瓜果，脾胃有伤，入秋以来则先泻后痢。

**证候** 前因泄泻旬日，身体已羸弱。继又变泻为痢，日下十余次，赤白参半，下坠腹疼。屡次服药不愈，身益羸弱。其脉象亦弱，而左脉之力似略胜于右。

**诊断** 按：其左右脉皆弱者，气血两虚也。而左脉之力似略胜于右脉者，知其肝胆虚而挟热，是以痢久不愈。

然此热非纯系实热，不可用过凉之药。因其虚而挟热，其虚又不受补，是必所用之补品兼能泻热，俾肝胆之虚热皆愈，而痢自愈矣。

**处方** 鸭肝一具

调以食料，烹熟服之，日服二次。

**效果** 如法将鸭肝烹食，两日痊愈。

此方愚在辽宁得之友人齐自芸君（北京人，学问渊博，兼通医学，时为沈阳税捐局长）。尝阅李氏《本草纲目》，鸭肉性凉、善治痢，鸭蛋之腌咸者亦善治痢，而未尝言及鸭肝。然痢之为病，多系肝火下迫肠中。鸭肉凉，想鸭肝亦凉。此证先泻后痢，身体羸弱，其肝经热而且虚可知。以鸭肝泻肝之热，即以鸭肝补肝虚，此所谓脏器疗法，是以奏效甚速也。且又香美适口，以治孺子之苦于服药者为尤宜也。

# 痢疾

郑耀先，枣强人，年五旬，在天津一区为私塾教员，于孟秋得下痢证。

**病因** 连日劳心过度，心中有热，多食瓜果，遂至病痢。

**证候** 腹疼后重，下痢赤白参半，一日夜七八次。其脉左部弦而有力，右部浮而濡，重按不实。病已八日，饮食减少，肢体酸软。

**诊断** 证脉合参，当系肝胆因劳心生热，脾胃因生冷有伤。冷热相搏，遂致成痢。

当清其肝胆之热，兼顾其脾胃之虚。

**处方** 生怀山药一两 生杭芍一两 当归六钱 炒薏米六钱 金银花四钱 竹茹碎者三钱 甘草三钱 生姜三钱

共煎汤一大盅，温服。

**复诊** 服药两剂，腹疼后重皆除，下痢次数亦减，且纯变为白痢。再诊脉，左部已和平如常，而右部之脉仍如从前。

斯再投以温补脾胃之剂当愈。

**处方** 生怀山药一两 炒薏米五钱 龙眼肉五钱 山楂片三钱 干姜二钱 生杭芍二钱

共煎汤一大盅，温服。

**效果** 将药煎汤，服两剂，痢遂痊愈。

**说明** 按：欲温补其脾胃而复用芍药者，防其肝胆因温补复生热也。用山楂片者，以其能化白痢之滞，且与甘草同用则酸甘化合（即甲已化土），实有健运脾胃之功效也。

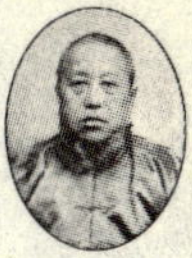



# 噤口痢

施瑞臣，安徽蒙城人，五十六岁，居天津一区，得噤口痢证。

**病因** 举家数口，寄食友家，不能还乡。后友家助以资斧令还乡，道路又复不通。日夜焦思，频动肝火。时当孟秋，心热贪凉，多食瓜果，致患下痢。

**证候** 一日夜下痢十五六次，多带鲜血，后重甚剧。腹偶觉疼，即须入厕。便后移时，疼始稍愈。病已五日，分毫不能进食，惟一日之间强饮米汤数口。其脉左部弦而硬，右部弦而浮，其搏五至。心中发热，常觉恶心。

**诊断** 此肝火炽盛，肝血虚损，又兼胃气挟热上逆，是以下痢甚剧，而又噤口不食也。

当治以滋阴清热，平肝降胃之品。

**处方** 生杭芍一两 生怀山药一两 滑石七钱 白头翁五钱
秦皮三钱 碎竹茹三钱 甘草三钱 鸦胆子去皮成实者五十粒

先用白糖水囫囵送服鸭胆子仁，再将余药煎汤一大盅，温服下。

**复诊** 将药如法服两剂，痢中已不见鲜血，次数减去三分之二。其脉左部较前和平，右部则仍有浮弦之象，仍然不能饮食，心中仍然发热，然不若从前之恶心。

此宜用药再清其胃腑，必然能食矣。

**处方** 生怀山药两半 生石膏捣细两半 生杭芍六钱
白头翁四钱 秦皮二钱 甘草二钱

共煎汤一大盅，分两次温服。

**效果** 将药煎服一剂，即能进食。痢已不见，变作泄泻，日四五次。俾用生怀山药细末煮作粥，少调以白糖服之，三日痊愈。

**或问：**石膏为治外感实热之药，今此证未夹杂外感，何以方中亦用之？

**答曰：**石膏为治阳明胃腑有实热者之圣药，初不论其为外感非外感也。盖阳明胃气以息息下行为顺。若有热，则其气多不下行而上逆。因其胃气挟热上逆，所以多恶心呕吐，不思饮食。若但知清其热，而不知降其气，治之恒不易见效。惟石膏性凉、质重（虽煎为汤，仍有沉重之力）。其凉也，能清实热；其重也，能镇气逆。是以凡胃气挟实热上逆，令人不思饮食者，服之可须臾奏效。若必谓石膏专治外感实热，不可用治内伤实热，则近代名医徐氏、吴氏医案中皆有重用石膏治愈内伤实热之案，何妨取以参观乎？

# 大小便病门

## 泄泻兼发灼

胡益轩，天津南唐官屯人，年四十二岁，业商，于孟秋得泄泻兼灼热病。

**病因**　其兄因痢病故，铺中之事及为其兄殡葬之事，皆其一人经理。哀痛之余，又兼心力俱瘁，遂致大便泄泻，周身发热。

**证候**　一日夜泻十四五次。将泻时先腹疼，泻后疼益甚，移时始愈。每过午一点钟，即觉周身发热，然不甚剧。夜间三点钟后，又渐愈。其脉六部皆弱，两尺尤甚。

**诊断**　按：此证系下焦虚寒及胸中大气虚损也。盖下焦寒甚者，能迫下焦之元阳上浮。胸中大气虚甚者，恒不能收摄，致卫

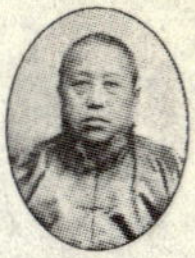



气外浮。则元阳之上浮与卫气之外浮相并，即可使周身发热。其发在过午者，因过午则下焦之阴寒益盛，而胸中大气益虚也（胸中大气乃上焦之阳气，过午阴盛，是以大气益虚）。

此本虚寒泄泻之证，原不难治，而医者因其过午身热，皆不敢投以温补，是以屡治不愈。

拟治以大剂温补之药，并收敛其元阳归其本源，则泄泻止而灼热亦愈矣。

**处方** 白术炒五钱　熟怀地黄一两　生怀山药一两　净萸肉五钱　干姜三钱　乌附子三钱　生杭芍三钱　云苓片二钱　炙甘草三钱

共煎汤一大盅，温服。

**复诊** 服药一剂，身热即愈。服至三剂，泄泻已愈强半，脉象亦较前有力。

遂即原方略为加减，俾再服之。

**处方** 白术炒五钱　熟怀地黄一两　生怀山药一两　净萸肉五钱　龙眼肉五钱　干姜四钱　乌附子四钱　云苓片二钱　炙甘草三钱

**效果** 将药连服十余剂，病遂痊愈。

**说明** 大队温补药中复用芍药者，取其与附子并用，能收敛元阳归根于阴，且能分利小便，则泄泻易愈也。至后方去芍药者，因身已不热，元阳已归其宅，且泄泻已就愈，仍有茯苓以利其小便，无须再用芍药也。

## 小便白浊

李克明，天津东门里宝林书庄理事，年二十六岁，得小便白浊证。

**病因** 其家在盐山，距天津二百余里。于季秋乘载货大车还

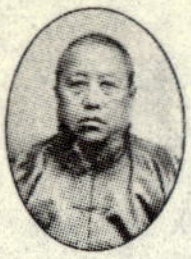



家，中途遇雨，衣服尽湿。夜宿店中，又披衣至庭中小便，为寒风所袭，遂得白浊之证。

**证候** 尿道中恒发刺痒，每小便完时有类精髓流出数滴。今已三阅月，屡次服药无效，颇觉身体衰弱，精神短少。其脉左部弦硬，右部微浮重按无力。

**诊断** 《内经》谓肾主蛰藏，肝主疏泄；又谓风气通于肝；又谓肝行肾之气。此证因风寒内袭入肝，肝得风助，其疏泄之力愈大。故当小便时，肝为肾行气过于疏泄，遂致肾脏失其蛰藏之用，尿出而精亦随之出矣。其左脉弦硬者，肝脉挟风之象；其右脉浮而无力者，因病久而气血虚弱也；其尿道恒发刺痒者，尤显为风袭之明征也。

此宜散其肝风，固其肾气，而更辅以培补气血之品。

**处方** 生箭芪五钱 净萸肉五钱 生怀山药五钱

生龙骨捣碎五钱 生牡蛎捣碎五钱 生杭芍四钱

桂枝尖三钱 生怀地黄三钱 甘草钱半

共煎汤一大盅，温服。

**方解** 方中以黄芪为主者，因《本经》原谓黄芪主大风。是以风之入脏者，黄芪能逐之外出，且其性善补气，气盛自无滑脱之病也。桂枝亦逐风要药，因其性善平肝，故尤善逐肝家之风。与黄芪相助为理，则逐风之力愈大也。用萸肉、龙骨、牡蛎者，以其皆为收敛之品，又皆善收敛正气而不敛邪气，能助肾脏之蛰藏而无碍肝风之消散。拙著药物讲义中论之详矣。用山药者，以其能固摄下焦气化，与萸肉同为肾气丸中要品，自能保合肾气不使虚泻也。用芍药、地黄者，欲以调剂黄芪、桂枝之热，而芍药又善平肝，地黄又善补肾，古方肾气丸以干地黄为主药，即今之生地黄也。用甘草者，取其能缓肝之急，即能缓其过于疏泄之力也。

**效果** 将药连服三剂，病即痊愈。因即原方去桂枝以熟地易

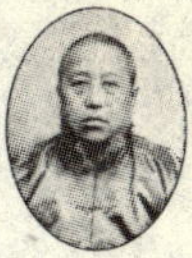



生地，俾再服数剂，以善其后。

## 小便因寒闭塞

石玉和，辽宁省公署护兵，年三十二岁，于仲冬得小便不通证。

**病因** 晚饭之后，食梨一颗。至夜站岗又受寒过甚，遂致小便不通。

**证候** 病初得时，先入西医院治疗。西医治以引溺管，小便通出。有顷，小便复存蓄若干。西医又纳以橡皮引溺管，使久在其中，有尿即通出。乃初虽稍利，继则小便仍不出，遂来院中（立达医院）求为诊治。其脉弦细沉微，不足四至。自言下焦疼甚且凉甚。

知其小便因受寒而凝滞也，斯当以温热之药通之。

**处方** 野党参五钱　椒目炒捣五钱　怀牛膝五钱　乌附子三钱
广肉桂三钱　当归三钱　干姜二钱　小茴香二钱
生明没药二钱　威灵仙二钱　甘草二钱

共煎一大盅，温服。

**方解** 方中之义，人参、灵仙并用，可治气虚小便不通。椒目与桂、附、干姜并用，可治因寒小便不通。又佐以当归、牛膝、茴香、没药、甘草诸药，或润而滑之，或引而下之，或辛香以透窍，或温通以开瘀，或和中以止疼。众药相济为功，自当随手奏效也。

**效果** 将药煎服一剂，小便通下。服至三剂，腹疼觉凉痊愈，脉已复常。俾停服汤药，日用生硫黄钱许，研细，分作两次服，以善其后。

**说明** 诸家本草，皆谓硫黄之性能使大便润、小便长。用于此证，其暖而能通之性适与此证相宜也。

# 不寐病门

## 心虚不寐

徐友梅，道尹（总统介弟），寓天津一区小松岛街，年六十六岁，于季春得不寐证。

**病因** 因性嗜吟咏，喜与文士结社，赋诗联句，暗耗心血，遂致不寐。

**证候** 自冬令间有不寐之时，未尝介意。至春日阳生，病浸加剧。迨至季春，恒数夜不寐，服一切安眠药皆不效。精神大为衰惫，心中时常发热，懒于饮食。勉强加餐，恒觉食停胃脘不下行。大便干燥，恒服药始下。其脉左部浮弦，右脉尤弦而兼硬，一息五至。

**诊断** 其左脉浮弦者，肝血虚损，兼肝火上升也。人之睡时魂藏于肝，今因肝脏血虚火升，魂不能藏，是以不寐；其右脉弦而兼硬者，胃中酸汁短少，更兼胃气上逆也。酸汁少则不能化食，气上逆则不能息息下行、传送饮食，是以食后恒停胃脘不下；而其大便之燥结，亦即由胃腑气化不能下达所致。

治此证者，宜清肝火、生肝血、降胃气、滋胃汁。如此以调养肝胃，则夜间自能安睡，食后自不停滞矣。

**处方** 生怀山药一两　大甘枸杞八钱　生赭石轧细六钱
玄参五钱　北沙参五钱　生杭芍五钱　酸枣仁炒捣四钱
生麦芽三钱　生鸡内金黄色的捣钱半　茵陈钱半
甘草二钱

共煎一大盅，温服。

**复诊** 将药煎服两剂，夜间可睡两三点钟。心中已不发热，食量亦少加增，大便仍滞，脉象不若从前之弦硬。

遂即原方略为加减，俾再服之。

**处方** 生怀山药一两 大甘枸杞八钱 生赭石轧细六钱
玄参五钱 北沙参五钱 酸枣仁炒捣四钱 龙眼肉三钱
生杭芍三钱 生鸡内金黄色的捣钱半 生远志钱半
茵陈一钱 甘草钱半

共煎汤一大盅，温服。

**效果** 将药连服三剂，夜间安睡如常。食欲已振，大便亦自然通下。惟脉象仍有弦硬之意。

遂将方中龙眼肉改用八钱，俾多服数剂，以善其后。

**说明** 《易·系辞》云，一阴一阳互为之根，此天地之气化也。人禀天地之气化以生，是以上焦之气化为阳，下焦之气化为阴。当白昼时，终日言语动作，阴阳之气化皆有消耗，实赖向晦燕息以补助之。诚以人当睡时，上焦之阳气下降潜藏与下焦之阴气会合，则阴阳自能互根，心肾自然相交。是以当熟睡之时，其相火恒炽盛暗动（得心阳之助），此心有益于肾也。至睡足之时，精神自清爽异常（得肾阴之助），此肾有益于心也。即《易》所谓一阴一阳互为之根也。

由斯知人能寐者，由于阳气之潜藏；其不能寐者，即由于阳气之浮越。究其所以浮越者，实因脏腑之气化有升无降也。是以方中重用赭石以降胃镇肝，即以治大便燥结。且其色赤、质重，能入心中，引心阳下降以成寐。若更佐以龙骨、牡蛎诸收敛之品以保安其神魂，则更可稳睡。而方中未加入者，因其收涩之性与大便燥结者不宜也。

又，《内经》治目不得瞑，有半夏秫米汤，原甚效验。诚以胃居中焦。胃中之气化若能息息下行，上焦之气化皆可因之下行。半夏善于降胃，秫米善于和胃，半夏与秫米并用，俾胃气调

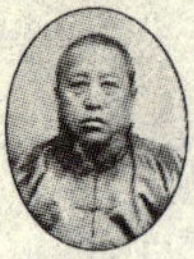



和顺适，不失下行之常，是以能令人瞑目安睡。方中赭石与山药并用，其和胃降胃之力实优于半夏秫米。此乃取古方之义而通变化裁，虽未显用古方而不啻用古方也。

## 不寐兼惊悸

表兄赵文林之夫人，年近三旬，得不寐证，兼心中恒惊悸。

**病因** 文林为吾邑名孝廉，远出作教员，恒半载不归。家中诸事皆其夫人自理，劳心过度，因得不寐兼惊悸病。

**证候** 初苦不寐时，不过数日偶然，其过半夜犹能睡。继则常常如此。又继则彻夜不寐，一连七八日。困顿已极，仿佛若睡，陡觉心中怦怦而动，即蓦然惊醒。醒后心犹怔忡，移时始定。心常发热，呼吸似觉短气，懒于饮食。大便燥结，四五日始一行。其脉左部弦硬，右部近滑，重诊不实，一息数近六至。

**诊断** 此因用心过度，心热耗血，更因热生痰之证也。

为其血液因热暗耗，阴虚不能潜阳，是以不寐；痰停心下，火畏水刑（心属火痰属水），是以惊悸；其呼吸觉短气者，上焦凝滞之痰碍气之升降也；其大便燥结者，火盛血虚，肠中津液短也。

此宜治以利痰降胃，滋阴柔肝之剂，再以养心安神之品辅之。

**处方** 生赭石轧细八钱　大甘枸杞八钱　生怀地黄八钱
生怀山药六钱　瓜蒌仁炒捣六钱　天冬六钱　生杭芍五钱
清半夏四钱　枣仁炒捣四钱　生远志二钱　茵陈钱半
甘草钱半　朱砂研细二分

药共十三味，将前十二味煎汤一大盅，送服朱砂末。

**复诊** 将药连服四剂，心中已不觉热，夜间可睡两点钟，惊悸已愈十之七八，气息亦较前调顺，大便之燥结亦见愈。脉象左部稍见柔和，右部仍有滑象，至数稍缓。

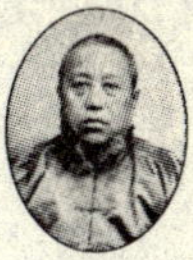



遂即原方略为加减，俾再服之。

**处方** 生赭石轧细八钱 大甘枸杞八钱 生怀地黄八钱 生怀山药六钱 龙眼肉五钱 瓜蒌仁炒捣五钱 玄参五钱 生杭芍五钱 生枣仁炒捣四钱 生远志二钱 甘草一钱

共煎汤一大盅，温服。

**效果** 将药连服六剂，彻夜安睡，诸病皆愈

# 痫痉颠狂门

## 痫风兼脑充血

陈德三，山东曲阜人，年三十八岁，在天津一区充商业学校教员，得痫风兼脑充血证。

**病因** 因肝火素盛，又在校中任讲英文。每日登堂演说，时间过长，劳心劳力皆过度，遂得斯证。

**证候** 其来社求诊时，但言患痫风，或数日一发，或旬余一发，其发必以夜，亦不自觉，惟睡醒后其舌边觉疼，有咬破之处，即知其睡时已发痫风，其日必精神昏愦，身体酸懒。诊其脉，左右皆弦硬异常。

因问其脑中发热或作疼，或兼有眩晕之时乎？答曰：此三种病脑中皆有，余以为系痫风之连带病，故未言及耳。愚曰：非也，是子患痫风兼患脑充血也。

**诊断** 按痫风之证，皆因脑髓神经失其所司，而有非常之变动。其脑部若充血过甚者，恒至排挤脑髓神经，使失其常司也。

此证既患痫风，又兼脑部充血，则治之者自当以先治其脑部充血为急务。

**处方** 治以拙拟镇肝熄风汤（方在三期七卷）。为其兼患痫风，加全蜈蚣（大者）三条。

盖镇肝熄风汤原为拙拟治脑充血之主方，而蜈蚣又善治痫风之要药也。

**复诊** 前方连服十剂，脑部热疼眩晕皆除。惟脉仍有力。即原方略为加减，又服十剂，则脉象和平如常矣。继再治其痫风。

**处方** 治以拙拟愈痫丹（方在五期论治痫风篇中），日服两次，每次用生怀山药五钱煎汤送下。

**效果** 服药逾两月，旧病未发。遂停药勿服，痫风从此愈矣。

## 受风瘈疭

天津北门西白家胡同，董氏幼女，年三岁，患瘈疭病。

**病因** 暮春气暖，着衣过厚，在院中嬉戏，出汗受风。至夜间，遂发瘈疭。

**证候** 剧时闭目昏昏，身躯后挺，两手紧握。轻时亦能明了，而舌肿不能吮乳，惟饮茶汤及代乳粉。大便每日溏泻两三次。如此三昼夜不愈，精神渐以不支，皮肤发热。诊其脉，亦有热象。

**诊断** 此因春暖衣厚，肝有郁热，因外感激发其热，上冲脑部，排挤脑髓神经失其运动之常度，是以发搐。

法当清其肝热，散其外感，兼治以镇安神经之药，其病自愈。

**处方** 生怀山药一两　滑石八钱　生杭芍六钱　连翘三钱
甘草三钱　全蜈蚣大者两条　朱砂细末二分

共药七味，将前六味煎汤一盅，分数次将朱砂徐徐温送下。

**效果** 将药煎服一剂，瘈疭已愈。其头仍向后仰，左手仍拳

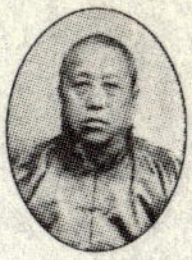



曲不舒，舌肿已消强半，可以吮乳，大便之溏已愈。

遂即原方减滑石之半，加玄参六钱。煎服后，左手已不拳曲，其头有后仰之意。

遂减去方中滑石，加全蝎三个，服一剂痉愈。

盖蜈蚣之为物，节节有脑，原善理神经以愈痪疯；而蝎之为物，腹有八星，列作两行，实为木之成数，故能直入肝经以理肝舒筋（肝主筋）。项间之筋舒则无拘挛，头自不向后仰矣。

## 慢脾风

辽宁省公署科员侯寿平之幼子，年七岁，于季秋得慢脾风证。

**病因** 秋初病疟，月余方愈。愈后觉左胁下痞硬，又屡服消瘀之品，致脾胃虚寒不能化食，浸至吐泻交作，兼发抽掣。

**证候** 日昳潮热，两颧发红，昏睡露睛，手足时作抽掣，剧时督脉紧而头向后仰（俗名角弓反张）。无论饮食药物，服后半点钟即吐出，且带出痰涎若干，时作泄泻。其脉象细数无力。

**诊断** 疟为肝胆所受之邪。木病侮土，是以久病疟者多伤脾胃。

此证从前之左胁之痞硬，脾因受伤作胀也。而又多次服消导开破之品，则中焦气化愈伤，以致寒痰留饮，积满上溢。迫激其心肺之阳上浮则面红，外越而身热，而其病本实则凉也。

其不受饮食者，为寒痰所阻也；其兼泄泻者，下焦之气化不固也；其手足抽掣者，血虚不能荣筋养肝，则肝风内动而筋紧缩也；抽掣剧时头向后仰者，不但督脉因寒紧缩，且以督脉与神经相连，督脉病而脑髓神经亦病，是以改其常度而妄行也。

拟先用《福幼编》逐寒荡凉汤廾其寒痰，俾其能进饮食，斯为要务。

**处方**　胡椒一钱　干姜一钱　肉桂一钱　丁香十粒四味共捣成粗渣　高丽参一钱　甘草一钱

先用灶心土三两煮汤澄清，以之代水，先煎人参、甘草七八沸。再入前四味，同煎三四沸，取清汤八分杯，徐徐灌之。

**方解**　此方即逐寒荡惊汤原方加人参、甘草也。原方干姜原系炮用。然炮之则其气轻浮，辣变为苦，其开通下达之力顿减，是以不如生者。特是生用之则苛辣过甚，故加甘草和之，且能逗留干姜之力使绵长也。又加人参者，欲以补助胸中大气，以运化诸药之力。仲师所谓大气一转，其气（即痰饮）乃散也。

又，此方原以胡椒为主，若遇寒痰过甚者，可用至钱半。又此物在药房中原系背药，陈久则力减，宜向食料铺中买之。

**复诊**　将药服后，呕吐即止，抽掣亦愈，而潮热、泄泻亦似轻减。

拟继用《福幼编》中加味理中地黄汤，略为加减俾服之。

**处方**　熟怀地黄五钱　生怀山药五钱　焦白术三钱　大甘枸杞三钱　野党参二钱　炙箭芪二钱　干姜二钱　生杭药二钱　净萸肉二钱　肉桂一钱后入　红枣三枚掰开　炙甘草一钱　胡桃一个用仁捣碎

共煎汤一大盅，分多次徐徐温服下。

**方解**　此方之药为温热并用之剂。热以补阳，温以滋阴。病本寒凉是以药宜温热，而独杂以性凉之芍药者，因此证凉在脾胃，不在肝胆。若但知暖其脾胃，不知凉其肝胆，则肝胆因服热药而生火，或更激动其所寄之相火，以致小便因之不利，其大便必益泄泻。芍药能凉肝胆，尤善利小便，且尤善敛阳气之浮越以退潮热。是以方中特加之也。

《福幼编》此方干姜亦系炮用。前方中之干姜变炮为生，以生者善止呕吐也。今呕吐已止，而干姜复生用者，诚以方中药多滞腻，犹恐因之生痰。以干姜生用之苛辣者开通之，则滞腻可

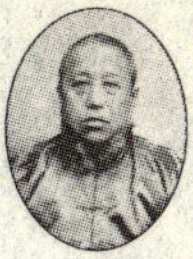



化。而干姜苛辣过甚之性，即可因与滞腻之药并用而变为缓和。此药性之相合而化，亦即相得益彰也。

又，此方原亦用灶心土煎汤以之代水煎药。而此时呕吐已止，故可不用。然须知灶心土含碱质甚多，凡柴中有碱质者，烧余其碱多归灶心土，是以其所煮之汤苦咸，甚难下咽。愚即用时恒以灶圹红土代之。且灶心土一名伏龙肝，而雷敩谓用此土勿误用灶下土，宜用灶额中赤土，此与灶圹中红土无异。愚从前原未见其说，后得见之，自喜拙见与古暗合也。

**效果** 将药连服两剂，潮热与泄泻皆愈，脉象亦较前有力。遂去白术，将干姜改用一钱，又服两剂痊愈。

## 慢脾风

辽宁测量局长张孝孺君之幼孙，年四岁，得慢脾风证。

**病因** 秋初恣食瓜果，久则损伤脾胃，消化力减。犹不知戒，中秋节后遂成慢脾风证。

**证候** 食饮大减，强食少许犹不能消化，医者犹投以消食开瘀之剂，脾胃益弱，浸至吐泻交作，间发抽掣，始求愚为诊视。周身肌肤灼热，其脉则微细欲无，昏睡露睛，神气虚弱。

**诊断** 此证因脾胃虚寒，不能熟腐水谷、消化饮食，所以作吐泻；且所食之物不能融化精微、以生气血，惟多成寒饮，积于胃中，溢于膈上，排挤心肺之阳外出，是以周身灼热而脉转微细，此里有真寒外作假热也；其昏睡露睛者，因眼胞属脾胃，其脾胃如此虚寒，眼胞必然紧缩，是以虽睡时而眼犹微睁也；其肢体抽掣者，因气血亏损，不能上达于脑以濡润斡旋其脑髓神经（《内经》谓上气不足，则脑为之不满。盖血随气升，气之上升者少，血之上升亦少。可知观囟门未合之小儿，患此证者，其囟门必然下陷，此实脑为不满之明证，即气血不能上达之明征也）。是以神经失其常司，而肢体有时抽掣也。

此当投以温暖之剂，健补脾胃以消其寒饮，诸病当自愈。

**处方** 赤石脂研细一两 生怀山药六钱 熟怀地黄六钱

焦白术三钱 乌附子二钱 广肉桂去粗皮后入二钱

干姜钱半 大云苓片钱半 炙甘草二钱 高丽参捣为粗末钱半

药共十味，将前九味煎汤一大盅，分多次徐徐温服。每次皆送服参末少许。

**方解** 方中重用赤石脂者，为其在上能镇呕吐，在下能止泄泻也。人参为末送服者，因以治吐泻丸散优于汤剂，盖因丸散之渣滓能留恋于肠胃也。

**效果** 将药服完一剂，呕吐已止，泻愈强半，抽掣不复作，灼热亦大轻减。

遂将干姜减去，白术改用四钱。再服一剂，其泻亦止。

又即原方将附子减半，再加大甘枸杞五钱。服两剂，病遂痊愈。

**说明** 按：此证若呕吐过甚者，当先用《福幼编》逐寒荡惊汤开其寒饮，然后能受他药。而此证呕吐原不甚剧，是以未用。

## 将成慢脾风

邻村赵姓幼男，年八岁，脾胃受伤，将成慢脾风证。

**病因** 本系农家，田园种瓜，看守其间。至秋日瓜熟，饥恒食瓜当饭，因之脾胃受伤，显露慢脾风朕兆。

**证候** 食后饮食不化，恒有吐时。其大便一日三四次，多带完谷。其腿有时不能行步，恒当行走之时痿坐于地。其周身偶有灼热之时。其脉左部弦细，右部虚濡，且至数兼迟。

**诊断** 此证之吐而且泻及偶痿废不能行步，皆慢脾风朕兆也。况其周身偶或灼热，而脉转弦细虚濡，至数且迟，此显系内有真寒外有假热之象。

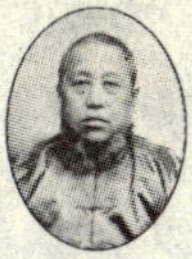



宜治以大剂温补脾胃之药，俾脾胃健旺，自能消化饮食，不复作吐作泻。久之则中焦气化舒畅，周身血脉贯通，余病自愈。

**处方** 生怀山药一两　白术生炒四钱　熟怀地黄四钱

龙眼肉四钱　干姜三钱　生鸡内金黄色的捣二钱

生杭芍二钱　甘草二钱

共煎汤一大盅，分两次温服下。

**复诊** 将药煎服两剂，吐泻灼热皆愈，惟行走时犹偶觉腿有不利。

因即原方略为加减，俾多服数剂当痊愈。

**处方** 生怀山药一两　熟怀地黄四钱　龙眼肉四钱

胡桃仁四钱　白术炒三钱　川续断三钱　干姜二钱

生鸡内金黄色的捣二钱　生杭芍钱半　甘草钱半

共煎汤一大盅，分两次温服。

**效果** 将药煎服两剂，病遂痊愈。因切戒其勿再食生冷之物，以防病之反复。

## 颠狂失心

都凤巢，洮昌都道尹之公子，年三旬，得颠狂失心证。

**病因** 因读书无所成就，欲别谋营业。而庭训甚严，不能自由。心郁生热，因热生痰，遂至颠狂失心。

**证候** 言语错乱，精神昏瞀。时或忿怒，时或狂歌，其心中犹似烦躁，夜不能寐，恒以手自挠其胸，盖自觉发闷也。问之，亦不能答。观其身形，似颇强壮。六脉滑实，两寸尤其，一息五至。

**诊断** 人之元神在脑，识神在心，心脑息息相通，其神明白湛然长醒。生理学家谓心有四支血管通脑，此即神明往来于心脑之路也。

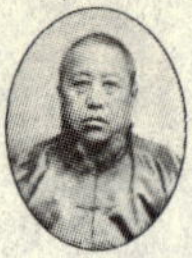


此证之脉，其关前之滑实太过，系有热痰上壅，将其心脑相通之路堵塞。遂至神明有所隔碍，失其常性，此颠狂失心之所由来也。

治之者当投以开通重坠之剂，引其痰火下行，其四支血管为痰所瘀者，复其流通之旧，则神明之往来自无所隔碍，而复湛然长醒之旧矣。

**处方** 生赭石轧细两半　川大黄八钱　清半夏五钱　芒硝四钱

药共四味，先将赭石、半夏煎十余沸。加入大黄，煎两三沸，取汤一大盅。入芒硝，融化温服。

**方解** 方中重用赭石者，以赭石系铁氧化合，其重坠之性能引血管中之瘀痰下行也。

**复诊** 三日服药一次（凡下降之药不可连服，须俟其正气稍缓再服），共服三次。每次服药后通下大便两三次，似有痰涎随下，其精神较前稍明了。诊其脉，仍有滑实之象，身体未见衰弱。

拟再投以较重之剂。盖凡颠狂之甚者，非重剂治之不能愈也。

**处方** 生赭石轧细二钱　川大黄一两　芒硝四钱　甘遂细末钱半

药共四味，先煎赭石十余沸，入大黄煎两三沸，取汤一大盅，入芒硝融化，将服时再调入甘遂末。

**三诊** 将药如法煎服一剂，下大便五六次，带有痰涎若干。中隔两日，又服药一次（药中有甘遂，必须三日服一次，不然必作呕吐），又下大便五六次，中多兼痰块挑之不开，此所谓顽痰也。从此精神大见明了，脉象亦不复滑实矣。

拟改用平和之剂调治之。

**处方** 生怀山药一两　生杭芍六钱　清半夏四钱

石菖蒲三钱　生远志二钱　清竹沥三钱　镜面砂研细三分

药共七味，将前五味煎汤一大盅，调入竹沥，送服朱砂细末。

**效果** 将药如法煎服数剂，病遂痊愈。

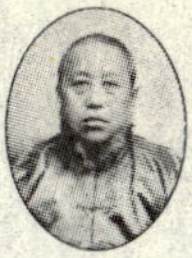



# 神经错乱

黄象三，天津北仓中学肄业生，年二十岁，得神经错乱病。

**病因** 在校中本属翘楚。而考时不列前茅，因此心中忿郁，久之，遂致神经错乱。

**证候** 心中满闷发热，不思饮食。有时下焦有气上冲，并觉胃脘之气亦随之上冲，遂致精神昏瞀，言语支离。移时，觉气消稍顺，或吐痰数口，精神遂复旧。其左脉弦而硬，右脉弦而长，两尺皆重按不实，一息五至。

**诊断** 此乃肝火屡动，牵引冲气、胃气相并上冲。更挟痰涎上冲，以滞塞于喉间，并冲激其脑部，是以其神经错乱，而精神言语皆失其常也。其左脉弦硬者，肝血虚而火炽盛也；右脉弦长者，冲气挟胃气上冲之现象也。方书论脉，有直上直下，冲脉昭昭之语，所谓直上直下者，即脉弦且长之形状也；其两尺不实者，下焦之气化不固也。因下焦有虚脱之象，是以冲气易挟胃气上冲也。

此当治以降胃、敛冲、镇肝之剂，更兼用凉润滋阴之品，以养肝血，清肝热，庶能治愈。

**处方** 生赭石轧细一两　灵磁石轧细五钱　生怀山药八钱
生龙骨捣碎八钱　生杭芍六钱　玄参五钱　柏子仁五钱
云苓片二钱　清半夏三钱　石菖蒲三钱　生远志二钱
镜面砂研细三分

药共十二味，将前十一味煎汤一大盅，送服朱砂细末。

**复诊** 将药连服四剂，满闷发热皆大见愈，能进饮食。有时气复上冲，而不复上干神经至于错乱。左右之脉皆较前平和，而尺部仍然欠实。

拟兼用培补下元之品以除病根。

**处方** 生赭石轧细一两 熟怀地黄八钱 生怀山药八钱
大甘枸杞六钱 净萸肉五钱 生杭芍四钱 玄参四钱
云苓片二钱

共煎汤一大盅，温服。

**效果** 将药连服六剂，诸病皆愈，脉亦复常。

**或问：**地黄之性，黏腻生痰。胃脘胀满有痰者多不敢用，今重用之何以能诸病皆愈？

**答曰：**用药如用兵，此医界之恒言也。如宋八字军最弱，刘锜将之即为劲卒。遂能大败金人，奏顺昌之捷。以斯知兵无强弱，在用之者何如耳。至用药亦何独不然？

忆曾治一李姓媪，胃口满闷有痰，其脉上盛下虚。

投以肾气丸作汤服，为加生赭石八钱。

服后觉药有推荡之力，须臾胸次豁然。

肾气丸非重用地黄者乎？然如此用药非前无师承而能有然也。《金匮》云："短气有微饮，当从小便去之，苓桂术甘汤主之，肾气丸亦主之。"夫饮即痰也，气短亦近于满闷，而仲师竟谓可治以肾气丸。

愚为于《金匮》曾熟读深思，故临证偶有会心耳。

# 伤寒门

## 伤寒兼脑膜炎

李淑颜，盐山城西八里庄人，年六旬，蒙塾教员，于季冬患伤寒兼脑膜生炎。

**病因** 素有头昏证，每逢上焦有热，精神即不清爽。腊底偶

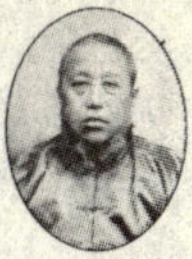



冒风寒，病传阳明，邪热内炽，则脑膜生炎，累及神明，失其知觉。

**证候** 从前医者治不如法。初得时未能解表，遂致伤寒传里，阳明腑实。舌苔黄而带黑，其干如错，不能外伸，谵语不休，分毫不省人事，两目直视不瞬。诊其脉，两手筋惕不安。脉象似有力而不实，一息五至。大便四日未行，小便则溺时不知。

**诊断** 此乃病实脉虚之证。其气血亏损，难抗外邪，是以有种种危险之象。其舌苔黑而干者，阳明热实津液不上潮也；其两目直视不瞬者，肝火上冲而目发胀也；其两手筋惕不安者，肝热血耗而内风将动也；其谵语不省人事者，固有外感之邪热过盛，昏其神明；实亦由外感之邪热上蒸，致脑膜生炎，累及脑髓神经也。

拟用白虎加人参汤，更辅以滋补真阴之品，庶可治愈。

**处方** 生石膏捣细五钱　生怀地黄二两　野台参八钱　天花粉八钱
北沙参八钱知母六钱　生杭芍六钱　生怀山药六钱
甘草四钱　荷叶边一钱

共煎汤三盅，分三次温服下。每服一盅，调入生鸡子黄两枚。方中不用粳米者，以生山药可代粳米和胃也；用生鸡子黄者，以其善熄肝风之内动也；用荷叶者，以其形为仰盂、象震，而其梗又中空，亭亭直上，且又得水面氢气最多，善引诸凉药之力直达胸中，以清脑膜之炎也。

**复诊** 将药如法煎服，翌晨下大便一次。舌苔干较愈，而仍无津液，精神较前明了而仍有谵语之时，其目已不直视而能瞬。诊其脉，筋惕已愈强半，至数较前稍缓，其浮分不若从前有力，而重按却比从前有根柢。

此皆佳兆也。拟即前方略为加减，清其余热即以复其真阴，庶可痊愈。

**处方** 生石膏捣细四两　生怀地黄二钱　野台参八钱

大甘枸杞一两　生怀山药一两　天花粉八钱
北沙参八钱　知母六钱　生杭芍六钱　甘草四钱

共煎汤三盅。为其大便已通，俾分多次徐徐温饮下，一次只饮一大口。

**效果**　阅十点钟将药服完，精神清爽，诸病皆愈。

**说明**　按：治脑膜炎证，羚羊角最佳。而以治筋惕不安，亦羚羊角最效。以其上可清头脑，下可熄肝风之萌动也。然此药价太昂，僻处药房又鲜真者，是以方中未用。且此证虽兼有脑膜炎病，实因脏腑之邪热上蒸。清其邪热则脑膜炎自愈，原不必注重于清脑也。

**或问：**筋惕之病，西人谓脑髓神经失其常度而妄行，是以脑膜炎证，恒有痉搐拘挛，角弓反张诸病，此皆筋惕之类。诚以脑膜生炎而累及神经也。今则谓肝经血虚有热使然，将勿西人之说不足信欤？

**答曰：**此二说原可相通。脑髓神经原名脑气筋，乃灰白色之细筋也。全体之筋皆肝主之，是以脑髓神经与肝有至切之关系。肝有所伤，脑髓神经恒失其常度。西医所谓脑髓神经病，多系方书中谓肝经病也。况方中用荷叶边作引，原能引诸凉药上行以清其脑部乎？

## 伤寒脉闭

张金铎，天津东门里面粉庄理事，年三十八岁，于季冬得伤寒证，且无脉。

**病因**　旬日前曾感冒风寒，经医治愈。继出门作事，又感风寒，遂得斯病。

**证候**　内外俱觉寒凉，头疼，气息微喘，身体微形寒战，六脉皆无。

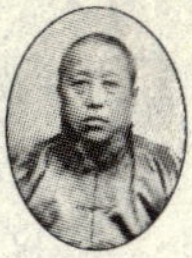



**诊断** 盖其身体素弱，又在重感之余，风寒深入，阻塞经络，是以脉闭。

拟治以麻黄汤，再重加补气之药，补其正气以逐邪外出，当可奏效。

**处方** 麻黄三钱 生箭芪一两 桂枝尖二钱 杏仁去皮二钱 甘草二钱

先煎麻黄数沸，吹去浮沫。再入余药，同煎汤一大盅，温服，被覆取微汗。

**效果** 服药后周身得汗，其脉即出，诸病皆愈。

**说明** 按：此证或疑系少阴伤寒。因少阴伤寒脉原微细。微细之至，可至于无也。而愚从太阳治者，因其头疼、微喘、寒战，皆为太阳经之现象，而无少阴证蜷卧、但欲寐之现象也。是以于麻黄汤中，重加生黄芪一两，以助麻、桂成功。此扶正即以逐邪也。

## 伤寒脉闭

李姓童子，年十四岁，天津河北耀华织布工厂学徒，得伤寒脉闭证。

**病因** 其左肋下素有郁气，发动时辄作疼。一日，发动疼剧，头上汗出，其汗未解，出冒风寒，遂得斯证。

**证候** 头疼身冷，恶寒无汗，心中发热，六脉皆闭。

**诊断** 因其素有肋下作疼之病，身形羸弱；又当汗出之时，感冒风寒。则风寒之入者必深，是以脉闭身寒；又肋下素有郁气，其肝胆之火必然郁滞，因外感所束，激动其素郁之火，所以心中觉热。

法当以发表之药为主，而以清热理郁兼补正之药佐之。

**处方** 麻黄二钱 玄参六钱 生怀山药六钱 野台参二钱

生鸡内金二钱　天花粉五钱　甘草钱半

先煎麻黄数沸，吹去浮沫。再入诸药，同煎一大盅，温服取汗。若不出汗时，宜再服西药阿斯必林一瓦以助其汗。

**效果**　服药两点钟，周身微发热，汗欲出不出。遂将阿斯必林服下，须臾，汗出遍体。翌日复诊，其脉已出，五至无力，已不恶寒，心中仍觉发热。

遂去麻黄，将玄参、山药皆改用一两，服至三剂后，心中已不发热。

遂将玄参、天花粉各减半，再服数剂，以善其后。

## 少阴伤寒

李儒斋，天津山东省银行理事，年三十二岁，于夏季得伤寒证。

**病因**　午间恣食瓜果，因夜间失眠，遂食余酣睡。值东风骤至，天气忽变寒凉，因而冻醒。其未醒之时又复梦中遗精，醒后遂觉周身寒凉抖战，腹中又复隐隐作疼。惧甚，遂急延为诊视。

**证候**　迨愚至，为诊视时，其寒战腹疼益甚，其脉六部皆微细欲无。

知其已成直中少阴之伤寒也。

**诊断**　按直中少阴伤寒为麻黄附子细辛汤证。而因在梦遗之后，腹中作疼，则寒凉之内侵者益深入也。

是宜于麻黄附子细辛汤中再加温暖补益之品。

**处方**　麻黄二钱　乌附子三钱　细辛一钱　熟地黄一两

生怀山药五钱　净萸肉五钱　干姜三钱　公丁香十粒

煎汤一大盅，温服，温覆取汗，勿令过度。

**效果**　将药服后，过一点钟，周身微汗，寒战与腹疼皆愈。

**或问**：麻黄附子细辛汤证，伤寒始得，发热脉沉也。今斯证

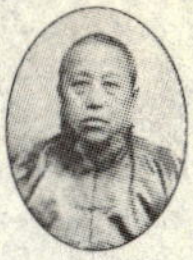



寒战，脉沉细。夫寒战与发热迥异矣，何以亦用麻黄附子细辛汤乎？

**答曰：**麻黄附子细辛汤证，是由太阳传少阴也；为其病传少阴，是以脉沉；为其自太阳传少阴，是以太阳有反应之力而发热。此证昼眠冻醒，是自太阳传少阴。又因恣食寒凉，继而昼寝梦遗，其寒凉又直中少阴。内外寒凉夹攻，是以外寒战而内腹疼。太阳虽为表阳，亦无反应之力也。

方中用麻黄以逐表寒，用附子以解里寒，用细辛以通融表里，使表里之寒尽化；又因其少阴新虚，加熟地黄、萸肉、山药以补之，养正即以除邪也；又因其腹疼，知寒侵太深，又加干姜、丁香助附子、细辛以除之，寒邪自无遁藏也。方中用意周匝，是以服之即效。

至于麻黄发汗止二钱者，因当夏令也。若当冬令，则此证必须用四钱方能出汗，此用药因时令而有异也。至若在南方，虽当冬令，用麻黄二钱亦能发汗，且南方又有麻黄不过钱之说。此又用药因地点而有异也。

## 伤寒兼有伏热证

马朴臣，辽宁大西关人，年五十一岁，业商，得伤寒兼有伏热证。

**病因**　家本小康，因买卖俄国银币票，赔钱数万元，家计顿窘，懊悔不已，致生内热。孟冬时因受风，咳嗽有痰微喘，小便不利，周身漫肿，愚为治愈。旬日之外，又重受外感，因得斯证。

**证候**　表里大热，烦躁不安，脑中胀疼。大便数日一行，甚干燥。舌苔白厚，中心微黄。脉极洪实，左右皆然。

此乃阳明腑实之证。凡阳明腑实之脉，多偏见于右手，此脉左右皆洪实者，因其时常懊悔，心肝积有内热也；其脑中胀疼者，因心与肝胆之热挟阳明之热上攻也。

当用大剂寒凉微带表散，清其阳明胃腑之热，兼以清其心肝之热。

**处方** 生石膏捣细四两 知母一两 甘草四钱 粳米六钱 青连翘三钱

共作汤煎至米熟，取汤三盅，分三次温服下，病愈勿尽剂。

**方解** 此方即白虎汤加连翘也。白虎汤为伤寒病阳明腑热之正药。加连翘者，取其色青入肝，气轻入心，又能引白虎汤之力达于心肝以清热也。

**效果** 将药三次服完，其热稍退。翌日，病复还原。连服五剂，将生石膏加至八两，病仍如故，大便亦不滑泻，病家惧不可挽救。

因晓之曰："石膏原为平和之药，惟服其细末则较有力，听吾用药勿阻，此次即愈矣。"为疏方：方中生石膏仍用八两，将药煎服之后，又用生石膏细末二两，俾蘸梨片徐徐嚼服之。服至两半，其热全消，遂停服。从此病愈，不再反复。

**附记：**此案曾登于《名医验案类编》。何廉臣先生评此案云："日本和田东郭氏谓：'石膏非大剂则无效，故白虎汤、竹叶石膏汤及其他石膏诸方，其量皆过于平剂。世医不知此意，为小剂用之。譬如一杯水救一车薪之火，宜乎无效也。'吾国善用石膏者，除长沙汉方之外，明有缪氏仲淳，清有顾氏松园、余氏师愚、王氏孟英，皆以善治温热名。凡治阳明实热之证，无不重用石膏以奏功。今用石膏，由四两加至八两，似已骇人听闻。然连服五、六剂，热仍如故，大便亦不滑泻。迨外加石膏细末，梨片蘸服，又至两半，热始全消而病愈。可见石膏为凉药中纯良之品。世之畏石膏如虎者，可以放胆而不必怀疑也。"

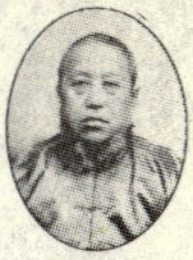



# 温病门

## 温病兼大气下陷

天津公安局科长康国屏之幼女晓卿，年九岁，于孟秋得温病兼大气下陷。

**病因** 因得罪其母，惧谴谪，藏楼下屋中。屋窗四敞，卧床上睡着，被风吹袭，遂成温病。

**证候** 初得病时服药失宜，热邪内陷，神昏不语。后经中西医多位诊治二十余日，病益加剧，医者见病危已至极点，皆辞不治。继延愚为诊视。其两目上窜，几不见黑睛，精神昏愦，毫无知觉，身体颤动不安，时作嗳声。其肌肤甚热。启其齿见其舌缩而干，苔薄微黄。偶灌以水或米汤犹知下咽。其气息不匀，间有喘时。其脉数逾六至，左部细而浮，不任重按，右部亦弦细，重诊似有力。大便旬日未行。

**诊断** 此外感之热久不退，灼耗真阴，以致肝脏虚损，木燥生风而欲上脱也。

当用药清其实热，滋其真阴，而更辅以酸收敛肝之品，庶可救此极危之证。

**处方** 生石膏轧细二两　野台参三钱　生怀地黄一两

净萸肉一两　生怀山药六钱　甘草二钱

共煎汤两大盅，分三次温饮下。每次调入生鸡子黄一枚。

**方解** 此方即白虎加人参汤，以生地黄代知母，生山药代粳米，而又加萸肉也。此方若不加萸肉为愚常用之方，以治寒温证当用白虎加人参汤而体弱阴亏者。今加萸肉藉以收敛肝气之将脱

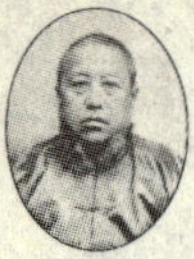





也。至此方不用白虎汤加减，而必用白虎加人参为之加减者，因病至此际，非加人参于白虎汤中，不能退其深陷之热，复其昏愦之神明也。此理参观四期《药物讲义》人参解后所附医案自明。

**复诊** 将药三次服完，目睛即不上窜，身体安稳，不复颤动，嗳声已止，气息已匀，精神较前明了而仍不能言，大便犹未通下，肌肤犹热。脉数已减，不若从前之浮弦，而右部重诊仍似有力。

遂即原方略为加减，俾再服之。

**处方** 生石膏轧细两半　野台参三钱　生怀地黄一两
净萸肉六钱　天冬六钱　甘草二钱

共煎汤两盅，分两次温饮下。每次调入生鸡子黄一枚。

**三诊** 日服药一剂，连服两日，热已全退。精神之明了，似将复原。而仍不能言，大便仍未通下，间有努力欲便之象。

遂用灌肠法以通其便。再诊其脉，六部皆微弱无力。知其所以不能言者，胸中大气虚陷，不能上达于舌本也。

宜于大剂滋补药中，再加升补气分之品。

**处方** 生怀山药一两　大甘枸杞一两　沙参一两　天冬六钱
寸麦冬六钱　生箭芪三钱　野台参三钱　升麻一钱
桔梗一钱

共煎汤一盅半，分两次温服下。

**效果** 将药煎服两剂，遂能言语。因即原方去升麻，减沙参之半，再加萸肉、生麦芽各三钱，再服数剂以善后。

**说明** 医者救危险将脱之证喜用人参。而喻嘉言谓气若上脱，但知重用人参转令人气高不返，必重用赭石辅之始能奏效。此诚千古不磨之论也。此方中之用人参原非用其救脱。因此证真阴大亏，惟石膏与人参并用，独能于邪火炽盛之时立复真阴，此白虎加人参汤之实用也。至于萸肉，其补益气分之力远不如参，而其挽救气分之上脱则远胜于参。诚以肝主疏泄，人之元气甚虚

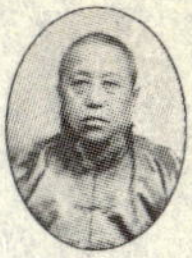



者，恒因肝之疏泄过甚而上脱。重用萸肉以敛肝使之不复疏泄，则元气之欲上脱者即可不脱。此愚屡次用之奏效而确知其然者也。

## 温病兼气虚气郁

天津南开义善里，迟氏妇，年二十二岁，于季秋得温病。

**病因** 其素日血分不调，恒作灼热，心中亦恒发热。因热贪凉，薄受外感，即成温病。

**证候** 初受外感时，医者以温药发其汗。汗出之后，表里陡然大热。呕吐，难进饮食，饮水亦恒吐出。气息不调，恒作呻吟。小便不利，大便泄泻日三四次。其舌苔薄而黄，脉象似有力而不实，左部尤不任重按，一分钟百零二至，摇摇有动象。

**诊断** 其胃中为热药发表所伤，是以呕吐；其素日阴亏，肝肾有热，又兼外感之热内迫，致小便不利，水归大肠，是以泄泻；其舌苔薄而黄者，外感原不甚剧（舌苔薄，亦主胃气虚）。

而治以滋阴清热，上止呕吐、下调二便之剂。

**处方** 生怀山药一两　滑石八钱　生杭芍八钱　生怀地黄六钱
清半夏温水洗三次五钱　碎竹茹三钱　生麦芽三钱
净青黛二钱　连翘二钱　甘草三钱　鲜茅根四钱

药共十一味。先将前十味水煎十余沸，再入茅根同煎七八沸，其汤即成。取清汤两盅，分三次温饮下。服药后防其呕吐可口含生姜一片，或于煎药时加生姜三片亦可。至药房中若无鲜茅根，可用干茅根两半煎汤，以之代水煎药。

**方解** 方中之义，山药与滑石并用，一滋阴以退热而能固大便，一清火以退热而善利小便；芍药与甘草并用，为芍药甘草汤，仲师用之以复真阴，而芍药亦善利小便，甘草亦善补大便。汇集四味成方，即拙拟之滋阴清燥汤也（方载三期五卷）。以治上有

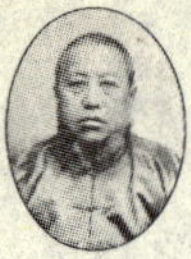




燥热、下焦滑泻之证，莫不随手奏效。半夏善止呕吐，然必须洗净矾味（药房清半夏亦有矾）。屡洗之则药力减，是以用至五钱。竹茹亦善止呕吐，其碎者为竹之皮，津沽药房名为竹茹粉，其止呕之力较整者为优。至于青黛、生姜亦止呕吐之副品也。用生麦芽、鲜茅根者，以二药皆善利小便，而又善达肝木之郁以调气分也。用生地黄者，以其为滋补真阴之主药，即可为治脉数动摇者之要药也。

**复诊** 将药煎服一剂，呕吐与泄泻皆愈，小便已利。脉象不复摇摇，仍似有力，至数未减，其表里之热稍退，气息仍似不顺，舌苔仍黄。欲投以重剂以清其热，犹恐大便不实，拟再治以清解之剂。

**处方** 生怀地黄一两 玄参八钱 生杭芍六钱 天花粉六钱 生麦芽三钱 鲜茅根三钱 滑石三钱 甘草三钱

共煎汤一大盅，分两次温服下。

**三诊** 将药煎服后，病又见轻，家人以为病愈无须服药矣。至翌日晚十一点钟后，见其面红，精神昏愦，时作呻吟，始知其病犹未愈。及愚诊视时，夜已过半。其脉左右皆弦硬而长，数近七至。两目直视。其呻吟之声，似阻隔不顺。舌苔变黑。问其心中何如？自言热甚，且觉气息不接续。

此其气分虚而且郁，又兼血虚阴亏，而阳明之热又炽盛也。其脉近七至者，固为阴虚有热之象，而正气虚损不能抗拒外邪者，其脉亦恒现数象。至其脉不为洪滑而为弦硬者，亦气血两亏邪热炽盛之现象也。

拟用白虎加人参汤，再加滋阴理气之品。盖此时大便已实，故敢放胆治之。

**处方** 生石膏轧细五钱 野台参六钱 知母六钱天花粉六钱 玄参六钱 生杭芍五钱 生莱菔子捣碎四钱 生麦芽三钱 鲜茅根三钱 粳米三钱 甘草三钱

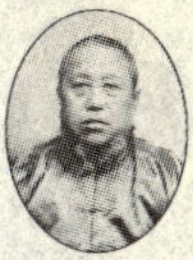



共煎汤一大碗，分四次温饮下，病愈不必尽剂。

**效果** 将药分四次服完，热退强半，精神已清，气息已顺。脉象较前缓和，而大便犹未通下。

因即原方将石膏改用四两，莱菔子改用二钱，如前煎服。服至三次后，大便通下，其热全退，遂停后服。

**说明** 愚用白虎加人参汤，或以玄参代知母（产后寒温证用之），或以芍药代知母（寒温兼下痢者用之），或以生地黄代知母（兼温兼阴虚者用之），或以生山药代粳米（寒温热实下焦气化不固者用之，产后寒温证用之）。又恒于原方之外，加生地黄、玄参、沙参诸药生津液，加鲜茅根、芦根、生麦芽诸药以宣通气化，初未有加莱菔子者。惟此证之气分虚而且郁，白虎汤中加人参可补其气分之虚，再加莱菔子更可理其气分之郁也。至于莱菔子必须生用者，取其有升发之力也。

又须知此证不治以白虎汤而必治以白虎加人参汤者，不但为其气分虚也。凡人外感之热炽盛，真阴又复亏损，此乃极危险之证。此时若但用生地黄、玄参诸滋阴之品不能奏效，即将此等药加于白虎汤中亦不能奏效。惟生石膏与人参并用，独能于邪热炽盛之时立复真阴。此所以伤寒汗吐下后与渴者治以白虎汤时，仲圣不加他药而独加人参也。观拙著三期六卷所载治寒温诸案、乃四期一卷人参解后附载之案、五期五卷论白虎汤及白虎加人参汤之用法，则于此理益晓然矣。

## 温病兼吐泻腿抽

族侄秀川，年五十三岁，在天津业商，于仲春下旬得温病兼吐泻、腿筋抽缩作疼。

**病因** 素为腿筋抽疼病，犯时即卧床不能起。一日在铺中，旧病陡发，急乘洋车回寓，因腿疼出汗，在路受风，遂成温病，继又吐泻交作。

**证候** 表里俱壮热，呕吐连连不止，饮水少许亦吐出，一日夜泻十余次。得病已三日，小便滴沥全无。腿疼，剧时恒作号呼。其脉左部浮弦似有力，按之不实。右部则弦长有力，重按甚硬，一息逾五至。

**诊断** 此证因阴分素亏，血不荣筋，是以腿筋抽疼。今又加以外感之壮热，传入阳明以灼耗其阴分，是以其脉象不为洪滑有力而为弦硬有力，此乃火盛阴亏之现象也。其作呕吐者，因其右脉弦硬且长，当有冲气上冲，因致胃气不下行而上逆也；其小便不利、大便滑泻者，因阴虚肾亏，不能漉水，水归大肠，是以下焦之气化不能固摄也。

当用拙拟滋阴宣解汤（在三期五卷），以清热滋阴，调理二便，再加止呕吐及舒筋定疼之品辅之。

**处方** 生怀山药一两　滑石一两　生杭芍一两
清半夏温水淘三次四钱　碎竹茹三钱　净青黛二钱
连翘钱半　蝉蜕钱半　甘草三钱　全蜈蚣大者一条为末

药共十味，将前九味煎汤一大盅，送服蜈蚣细末。防其呕吐，俾分三次温服，蜈蚣末亦分三次送服，服后口含生姜片以防恶心。

**方解** 方中用蝉蜕者，不但因其能托邪外出。因蝉之为物，饮而不食，有小便无大便，是以其蜕亦有利小便固大便之力也。用蜈蚣者，因此物节节有脑，原善理脑髓神经，腿筋之抽疼，固由于肝血虚损不能荣筋，而与神经之分支在腿者，实有关系。有蜈蚣以理之，则神经不至于妄行也。

**复诊** 将药服后呕吐未止，幸三次所服之药皆未吐出。小便通下两次，大便之泻全止，腿疼已愈强半，表里仍壮热，脉象仍弦长有力。

为其滑泻已愈，拟放胆用重剂以清阳阴之热。阳明胃之热

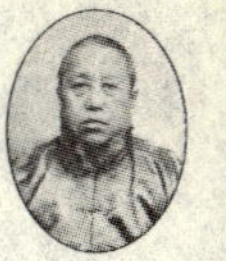



清，则呕吐当自止矣。

**处方** 生石膏捣细三钱 生怀山药两半 生怀地黄一两
生杭芍五钱 滑石五钱 碎竹茹三钱 甘草三钱

共煎汤一大碗，分四次温饮下。

**方解** 按：用白虎汤之定例，凡在汗、吐、下后当加人参。此方中以生地黄代知母、生山药代粳米，与石膏、甘草同用，斯亦白虎汤也。而不加人参者，以其吐犹未止，加之恐助胃气上升。于斯变通其方，重用生山药至两半，其冲和稠黏之液，既可代粳米和胃，其培脾滋肾之功，又可代人参补益气血也。

至于用白虎汤而复用滑石、芍药者，因二药皆善通利小便，防其水饮仍归大肠也。且芍药与甘草同用，名芍药甘草汤。仲圣用以复真阴，前方之小便得通，实芍药之功居多（阴虚小便不利者，必重用芍药始能奏效）。矧弦为肝脉，此证之脉象弦硬，肝经必有炽盛之热。而芍药能生肝血、退肝热，为柔肝之要药，即为治脉象弦硬之要药也。

**三诊** 将药分四次服完，表里之热退强半，腿疼痊愈，脉象亦较前缓和。惟呕吐未能痊愈，犹恶心懒进饮食，幸其大便犹固。

俾先用生赭石细末两半，煎汤一盅半，分三次温饮下。饮至第二次后，觉胃脘开通，恶心全无。

遂将赭石停饮，进稀米粥一大瓯，遂又为疏方以清余热。

**处方** 生石膏捣细一钱 生怀山药一两 生怀地黄一两
生杭芍六钱 甘草二钱

共煎汤两盅，分两次温服下。

**效果** 将药两次服完，表里之热全消，大便通下一次，病遂脱然痊愈。惟其脉一息犹五至。

知其真阴未尽复也。俾用生怀山药轧细过罗，每用七八钱或两许，煮粥调以蔗糖，当点心服之。若服久或觉发闷，可以送服

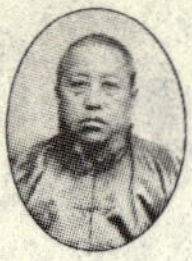



西药百布圣五分。若无西药处，可用生鸡内金细末三分代之。

## 温病少阴证

表弟刘爽园，二十五岁，业农，于季春得温病。

**病因** 自正二月间，心中恒觉发热，懒于饮食，喜坐房阴乘凉，薄受外感，遂成温病。

**证候** 因相距四十余里，初得病时，延近处医者诊治。阅七八日，病势益剧。精神昏愦，闭目蜷卧，似睡非睡，懒于言语，咽喉微疼，口唇干裂。舌干而缩，薄有黄苔欲黑，频频饮水不少濡润。饮食懒进，一日之间，惟强饮米汤瓯许。自言心中热而且干，周身酸软无力。抚其肌肤，不甚发热，体温三十七度八分。其脉六部皆微弱而沉，左部又兼细，至数如常。大便四日未行，小便短少赤涩。

**诊断** 此伏气触发于外，感而成温，因肾脏虚损而窜入少阴也。《内经》谓“冬伤于寒，春必病温”。此言冬时所受之寒甚轻，不能即时成为伤寒，恒伏于三焦脂膜之中，阻塞气化之升降，暗生内热。至春阳萌动之时，其所生之热恒激发于春阳而成温。然此等温病未必入少阴也。《内经》又谓“冬不藏精，春必病温”。此言冬不藏精之人，因阴虚多升内热。至春令阳回，其内热必益力时增，略为外感激发，即可成温病。而此等温病亦未必入少阴也。惟其人冬伤于寒又兼冬不藏精，其所伤之寒伏于三焦，随春阳而化热，恒因其素不藏精乘虚而窜入少阴。此等证若未至春令即化热，窜入少阴，则为少阴伤寒。即伤寒少阴证二三日以上，宜用黄连阿胶汤者也；若已至春令始化热，窜入少阴，当可名为少阴温病，即温病中内有实热，脉转微细者也。诚以脉生于心，必肾阴上潮与心阳相济，而后其跳动始有力，此所谓一阴一阳互为之根也。

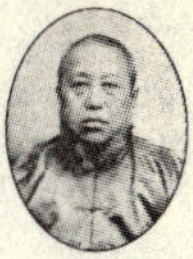



盖此证因温邪窜入少阴，俾心肾不能相济。是以内虽蕴有实热，而脉转微细。其咽喉疼者，因少阴之脉上通咽喉，其热邪循经上逆也；其唇裂舌干而缩者，肾中真阴为邪热遏抑，不能上潮，而心中之亢阳益动上升，以铄耗其津液也；至于心中发热且发干，以及大便燥结、小便赤涩，亦无非阴亏阳亢之所致；为其肾阴、心阳不能相济为功，是以精神昏愦，闭目蜷卧，烦人言语。

此乃热邪深陷，气化隔阂之候，在温病中最为险证。正不可因其脉象无火，身不甚热，而视为易治之证也。

愚向拟有坎离互根汤（在五期六卷）可为治此病的方。今将其方略为加减，俾与病候相宜。

**处方** 生石膏轧细三两　野台参四钱　生怀地黄一两
生怀山药八钱　玄参五钱　辽沙参五钱　甘草三钱
鲜茅根五钱

药共八味，先将前七味煎十余沸。再入鲜茅根，煎七八沸，其汤即成。取清汤三盅，分三次温服下。每服一次，调入生鸡子黄一枚。此方若无鲜茅根，可用干茅根两半，水煮数沸，取其汤代水煎药。

**方解** 温病之实热，非生石膏莫解。辅以人参，并能解邪实正虚之热；再辅以地黄、山药诸滋阴之品，更能解肾亏阴虚之热。且人参与滋阴之品同用，又能助肾阴上潮以解上焦之燥热。用鸡子黄者，化学家谓鸡子黄中含有副肾髓质之分泌素，为滋补肾脏最要之品也。用茅根者，以其禀少阳初生之气（春日发生最早），其质中空，凉而能散。用之作引，能使深入下陷之邪热上出、外散，以消解无余也。

**复诊** 将药三次服完，周身之热度增高，脉象较前有力，似近洪滑，诸病皆见轻减，精神已振。惟心中仍觉有余热，大便犹未通下。

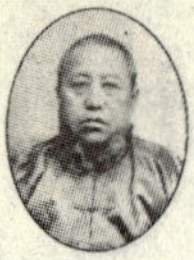



宜再以大剂凉润之药清之，而少佐以补气之品。

**处方** 生石膏轧细一两 大潞参三钱 生怀地黄一两 玄参八钱 辽沙参八钱 大甘枸杞六钱 甘草二钱 鲜茅根四钱

共药八味，先将前七味煎十余沸，再入茅根，煎七八沸，其汤即成。取清汤两大盅，分两次温服下，每服一次调入生鸡子黄一枚。

**效果** 将药连服两剂，大便通下，病遂痊愈。

**说明** 此证之脉象沉细，是肾气不能上潮于心，而心肾不交也。迨服药之后，脉近洪滑，是肾气已能上潮于心而心肾相交也。为其心肾相交，是以诸病皆见轻减。非若寻常温病，其脉洪大为增剧也。如谓如此以论脉跳动，终属理想之谈者，可更进征诸西人之实验，夫西人原谓肾司漉水，以外别无他用者也。今因其实验益精，已渐悟心肾相济之理，曾于所出之新药发明之。近今德国所出之药，有苏泼拉来宁为强心要药。药后附以说明，谓人肾脏之旁有小核名副肾，其汁周流身中调剂血脉。经医家发明：副肾之汁有收束血管，增进血压及强心止血之力。然此汁在于人身者不能取，遂由法普唯耳坑厂，用化学方法造成精制副肾液粉子（苏发拉来宁），尤比天然副肾液之功力为佳。乃强心，强脉、止血、敛津、增长血压之要药也。夫医家之论肾，原取广义：凡督脉、任脉、冲脉及胞室与肾相连之处，皆可为副肾。彼所谓副肾，约不外此类。详观西人之所云云，不亦确知心肾可以相济乎？所有异者，中医由理想而得，故所言者肾之气化；西人由实验而得，故所言者肾之形迹，究之，人之先天原由气化以生形迹。至后天，更可由形迹以生气化。形迹与气化，实乃无所区别也。

## 温病结胸



张姓叟，年近五旬，住天津西关外下头，以缮缉破鞋为业，

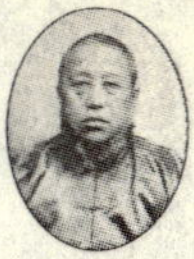


于季夏得温病结胸证。

**病因** 心有忿怒，继复饱食，夜眠又当窗受风，晨起遂觉头疼发热，心下痞闷。服药数次，病益进。

**证候** 初但心下痞闷，继则胸膈之间亦甚痞塞，且甚烦热。其脉左部沉弦，右部沉牢。

**诊断** 寒温下早成结胸。若表有外感，里有瘀积，不知表散药与消积药并用，而专事开破以消其积，则外感乘虚而入亦可成结胸。审证察脉，其病属结胸无疑。然其结之非剧，本陷胸汤之义而通变治之可也。

**处方** 病者旬余辍工，家几断炊。愚怜其贫，为拟简便之方，与以自制通彻丸（即牵牛轧取头次末，水泛为小丸）五钱及自制离中丹（即益元散以生石膏代滑石）两半。

俾先服通彻丸三钱，迟一点半钟，若不觉药力猛烈，再服下所余二钱，候须臾再服离中丹三钱。服后多饮开水，俾出汗。若痞塞开后，仍有余热者，将所余离中丹分数次徐徐服之。每服后皆宜多饮开水取微汗。

**效果** 如法将两种药服下，痞塞与烦热皆愈。

## 温病结胸

赵殿杰，年四十二岁，盐山人，在天津西门外开利源恒织布工厂，得温病结胸证。

**病因** 季春下旬，因饭后有汗出，受风。翌日头疼，身热无汗，心中发闷。医者外散其表热，内攻其发闷。服药后表未汗解，而热与发闷转加剧。医者见服药无效，再疏方时益将攻破之药加重，下大便一次，遂至成结胸证。

**证候** 胸中满闷异常，似觉有物填塞，压其气息不能上达。且发热嗜饮水，小便不利，大便日溏泻两三次。其脉左部弦长，

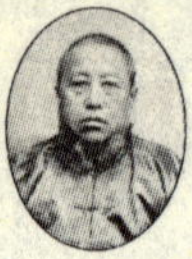



右部中分似洪而重按不实，一息五至强。

**诊断** 此证因下早而成结胸，又因小便不利而致溏泻。即其证脉合参，此乃上实下虚，外感之热兼挟有阴虚之热也。

治之者宜上开其结、下止其泻，兼清其内伤、外感之热，庶可奏效。

**处方** 生怀山药一两五钱　生莱菔子捣碎一两　滑石一两
生杭芍六钱　甘草三钱

共煎汤一大盅，温服。

**复诊** 服药后上焦之结已愈强半，气息颇形顺适，灼热亦减，已不感渴，大便仍溏，服药后下一次。脉象较前平和，仍微数。

遂再即原方略加减之。

**处方** 生怀山药一两五钱　生莱菔子捣碎八钱　滑石八钱
生杭芍五钱　甘草三钱

先用白茅根（鲜者更好）、青竹茹各二两，同煎数沸，取汤以之代水煎药。

**效果** 将药煎服后，诸病皆愈，惟大便仍不实。俾每日用生怀山药细末两许，水调煮作茶汤，以之送服西药百布圣五分，充作点心，以善其后。

## 温病

俞寿卿，年过四旬，住天津大胡同经理房租，于孟夏得温病。

**病因** 与人动气争闹，头面出汗，为风所袭，遂成温病。

**证候** 表里俱发热，胸膈满闷，有似结胸。呼吸甚觉不利，夜不能寐。其脉左右皆浮弦有力，舌苔白厚。大便三日未行。

**诊断** 此病系在太阳而连及阳明、少阳也。为其病在太阳，

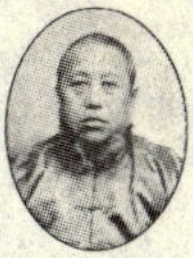


所以脉浮；为其连及阳明，所以按之有力；为其更连及少阳，是以脉浮有力而又兼弦也。其胸膈满闷、呼吸不利者，因其怒气溢于胸中，挟风邪痰饮凝结于太阳部位也。

宜外解太阳之表，内清阳明之热，兼和解其少阳，更开荡其胸膈，方为完全之策。

**处方** 生石膏捣细二两　蒌仁炒捣二两　生莱菔子捣碎八钱
天花粉六钱　苏子炒捣三钱　连翘三钱　薄荷叶二钱
茵陈二钱　龙胆草二钱　甘草二钱

共煎汤一大盅，温服后，覆衾取微汗。

**效果** 服药后阅一小时，遍身得汗。胸次豁然，温热全消，夜能安睡。脉已和平如常。惟大便犹未通下。

俾但用西药旃那叶一钱，开水浸服两次，大便遂通下。

## 风温

赵印龙，邑北境许孝子庄人，年近三旬，业农，于孟秋得风温病。

**病因** 孟秋下旬，农人忙甚，因劳力出汗过多，复在树阴乘凉过度，遂得风温病。

**证候** 胃热气逆，服药多呕吐。因此屡次延服药，旬余无效。及愚诊视，见其周身壮热，心中亦甚觉热，五六日间饮食分毫不进，大便数日未行。问何不少进饮食？自言有时亦思饮食，然一切食物闻之皆臭恶异常。强食之即呕吐，所以不能食也。诊其脉，弦长有力，右部微有洪象，一息五至。

**诊断** 即此证脉相参，知其阳明腑热已实，又挟冲气上冲，所以不能进食，服药亦多呕吐。

欲治此证，当以清胃之药为主，而以降冲之药辅之。则胃气不上冲，胃气亦必随之下降，而呕吐能止，即可以受药进食矣。

**处方** 生石膏捣细三两 生赭石轧细一两 知母八钱 潞党参四钱 粳米三钱 甘草二钱

共煎汤一大碗，分三次温服下。

**方解** 此方乃白虎加人参汤又加赭石。为其胃腑热实，故用白虎汤；为其呕吐已久，故加人参；为其冲胃上逆，故又加赭石也。

**效果** 将药三次服完，呕吐即止。次日，减去赭石，又服一剂，大便通下，热退强半。至第三日，减去石膏一两，加玄参六钱，服一剂，脉静身凉，而仍分毫不能饮食，憎其臭味如前。

愚晓其家人曰：此病已愈，无须用药。所以仍不饮食者，其胃气不开也。胃之食物莫如莱菔。可用鲜莱菔切丝香油炒半熟，而以葱酱作汤勿过熟，少调以绿豆粉俾服之。至汤作熟时，病人仍不肯服。迫令尝少许，始知香美。须臾，服尽两碗，从此饮食复常。

病人谓其家人曰：吾从前服约十余剂，病未见愈，今因服莱菔汤而霍然痊愈。若早知莱菔汤能如此治病，则吾之病不早愈乎？其家人不觉失笑。

附记：曾记弱冠时，比邻有病外感痰喘者，延邑中老医皮荣伯先生。

以小青龙汤。一剂，喘即愈。然觉胸中似有雾气弥漫，不能进食。皮君曰：此乃湿气充盛，足以胃气不开也，此当投以开胃之剂。为疏方，用《金匮》苓桂术甘汤。

煎服后未半刻，陡觉胸中阴霾顿开，毫无障碍，遂能进食。见者皆惊其用药之神奇。

夫皮君能如此用药，诚无愧名医之目。而益叹经方之神妙，诚有不可令人思议者矣。

此因一用莱菔，一用古方，均开胃于顷刻之间，故附志之。

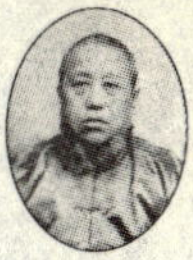



# 风温兼伏气化热

陈百生督军（前任陕西）。年四十六岁，寓天津广东路，得风温兼伏气化热病。

**病因** 因有事，乘京奉车北上，时当仲夏，归途受风，致成温热病。

**证候** 其得病之翌日，即延为诊视。起居如常，惟觉咽喉之间有热上冲，咳嗽吐痰，音微哑，周身似拘束酸软。脉象浮而微滑，右关重按甚实。

知其证虽感风成温，而其热气之上冲咽喉，实有伏气化热内动也。

若投以拙拟寒解汤（在三期五卷中，有生石膏一两），原可一汗而愈。富贵之人其身体倍自郑重，当此病之初起，而遽投以石膏重剂，彼将疑而不肯服矣。因与之商曰：“将军之病，原可一药而愈，然必须方中生石膏一两。夫石膏原和平之药不足畏，若不欲用时而以他凉药代之，必不能一剂治愈也。”陈督曰：“我之病治愈原不心急，即多服几剂药无妨”。

愚见其不欲轻服石膏，遂迁就为之拟方。盖医以救人为目的，正不妨委曲以行其道也。

**处方** 薄荷叶三钱　青连翘三钱　蝉蜕三钱　知母六钱
玄参六钱　天花粉六钱　甘草二钱

共煎汤一大盅，温服。

**复诊** 翌日，复延为诊视。言服药后周身得微汗，而表里反大热，咳嗽音哑益甚。何以服如此凉药而热更增加，将毋不易治乎？言之若甚恐惧者。诊其脉，洪大而实，左右皆然。

知非重用石膏不可。因谓之曰：“此病乃伏气化热，又兼有新感之热。虽在初得，亦必须用石膏清之方能治愈。吾初次已曾

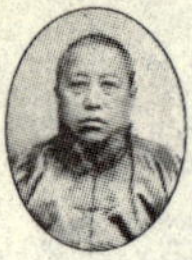



言之。今将军果欲愈此证乎，殊非难事。然此时但用石膏一两，不足恃也。若果能用生石膏四两，今日必愈，吾能保险也。”问：“石膏四两，一次全服乎？”答曰：“非也。可分作数次服。病愈则停服耳。”陈督闻愚言似相信，求为出方。盖因其有恐惧之心，故可使相信耳。

**处方** 生石膏捣细四两 粳米六钱

共煎汤至米熟，取汤四盅，分四次徐徐温饮下。病愈不必尽剂，饮至热退而止。大便若有滑泻，尤宜将药急停服。至方中石膏既开生者，断不可误用煅者。若恐药房或有误差，可向杂货铺中买大块石膏自制细用之。盖此时愚至津未久。津地医者率用煅石膏，鲜有用生石膏者。前此开方曾用生石膏三两，药房以煅者误充，经愚看出。是以此次如此谆谆告语也。

**复诊** 翌日，延为诊视，相迎而笑曰：“我今热果全消矣。惟喉间似微觉疼，先生可再为治之。”问：“药四盅全服乎？”答曰：“全服矣。当服至三盅后，心犹觉稍热，是以全服。且服后并无大便滑泻之病。石膏真良药也！”再诊其脉，已平和如常。

原无须服药，问其大便，三日犹未下行。为开滋阴润便之方。谓服至大便通后，喉疼亦必自愈，即可停药勿服矣。

## 温病兼痧疹

舒啸岑，天津二区华新公司办公处经理，年四十五岁，于仲夏得温病兼痧疹。

**病因** 舒君原精医术。当温疹流行之时，屡次出门，为人诊病。受其传染，因得斯病。

**证候** 其前数日皆系自治。屡次服表疹清热之药，疹已遍身出齐而热仍不退，因求愚为诊治。其表里俱觉发热，且又烦躁异常，无片时宁静。而其脉则微弱不起，舌苔薄而微黄。大便日行

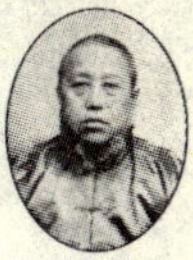



一次，不干不溏，小便赤涩短少。

**诊断** 此证当先有伏气化热，因受外感之传染而激发。缘三焦脂膜窜入少阴，遏抑肾气，不能上与心火相济。是以舌苔已黄，小便短赤，阳明腑热已实，而其脉仍然无力也。其烦躁异常者，亦因水火之气不相交也。此虽温病，实与少阴伤寒之热者无异，故其脉亦与少阴伤寒之脉同。

当治以白虎加人参汤，将原方稍微变通，而再加托表疹毒之品辅之。

**处方** 生石膏捣细二两　大潞参四钱　天花粉八钱
生怀山药八钱　鲜茅根四钱　甘草二钱

共煎汤两盅，分两次温服下。

**方解** 此方即白虎加人参汤以花粉代知母，生山药代粳米，而又加鲜茅根也。花粉与知母皆能清热，而花粉于清热之外又善解毒；山药与粳米皆能和胃，而山药于和胃之外又能滋肾。方中之义，用白虎汤以治外感实热，如此变通则兼能清其虚热、解其疹毒，且又助以人参，更可治证实脉虚之热，引以鲜茅根并可治温病下陷之热也。

**复诊** 将药煎服一剂，热退强半，烦躁亦大轻减，可安睡片时。至翌日过午，发热烦躁又如旧，脉象仍然无力。因将生石膏改用三两，潞参改用五钱，俾煎汤三盅，分三次温饮下。每饮一次，调入生鸡子黄一枚。服后，其病亦见愈，旋又反复。且其大便一日两次。

知此寒凉之药不可再服。乃此时愚恍然会悟，得治此证之的方矣。

**处方** 鲜白茅根切碎六两

添凉水五盅，在炉上煎一沸，即将药罐离开炉眼，约隔三寸许。迟十分钟再煎一沸，又离开炉眼。再迟十分钟，视其茅根皆沉水底，其汤即成，若茅根不沉水底，可再煎一沸。约可取清汤

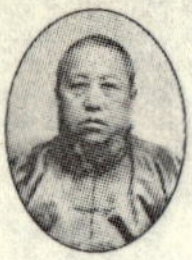



三盅，乘热顿饮之，以得微汗方佳。

**效果** 此方如法服两剂，其病脱然愈矣。

**说明** 按：此证其伏气之化热固在三焦，而毒菌之传染，实先受于上焦。于斯，毒热相并，随上焦之如雾而弥漫于全身之脏腑经络，不分界限。茅根禀少阳最初之气，凉而能散，且其形不但中空，周遭爿上皆小孔玲珑透彻，故能通达经络脏腑无微不至。惟性甚平和，非多用不能奏效。是以一剂重用至六两，其凉散之力，能将脏腑经络间之毒热尽数排出（茅根能微汗利小便，皆其排出之道路）。毒热清肃，烦躁自除矣。

愚临证五十年，用白虎加人参汤时不知凡几，约皆随手奏效。今此证两次用之无效，而竟以鲜白茅根收其功。此非愚所素知，乃因一时会悟。后则屡次用之皆效，故特详之，以为治温疹者开一法门也。若其脉象洪滑甚实者，仍须重用石膏清之，或石膏、茅根并用亦可。

又按：白茅根必须用鲜者，且必如此煎法方效。但依之成功多用可至十两，少用亦须至四两，不然此证前两方中皆有茅根四钱未见效验，其宜多用可知矣。

又：药房中若无鲜者，可自向洼中剖之，随处皆有。若剖多不能一时皆用，以湿土埋之，永久不坏。

## 温病兼劳力过度

族弟印春，年三十八岁，业商，于孟夏来津，于旅次得温病。

**病因** 时天气炎热，途中自挽辘车，辛苦过力，出汗受风。至津，遂成温病。

**证候** 表里俱觉甚热，合目恒谵语，所言多劳力之事。舌苔白厚。大便三日未行。脉象左部弦硬，右部洪实而浮，数逾

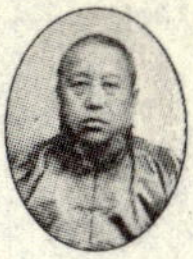



五至。

**诊断**　此证因长途炎热劳碌，脏腑间先有积热，又为外感所袭，则其热陡发；其左脉弦硬者，劳力过度，肝肾之阴分有伤也；右部洪实者，阳明之腑热已实也；其洪实兼浮者，证犹连表也。

拟治以白虎加人参汤以玄参代知母，生山药代粳米，更辅以透表之药以引热外出。

**处方**　生石膏捣细三两　大潞参四钱　玄参一两

生怀山药六钱　甘草三钱　西药阿斯必林一瓦

将前五味共煎汤两大盅，先温服一盅。迟半点钟，将阿斯必林用开水送下。俟汗出后再将所余一盅分两次温服下。

**效果**　将药服一盅后，即不作谵语。须臾，将阿斯必林服下，遍体得汗。继又将所余之汤药徐徐服下，其病霍然痊愈。

**说明**　白虎汤中以石膏为主药，重用至三两，所以治右脉之洪实也；于白虎汤中加人参更以玄参代知母，生山药代粳米，退热之中大具滋阴力（石膏、人参并用，能于温寒大热之际，立复真阴），所以治左脉之弦硬也。用药如用兵，料敌详审，步伍整齐，此所以战则必胜也。

至于脉象兼浮，知其表证未罢，犹可由汗而解，遂佐以阿斯必林之善透表者以引之出汗。此所谓因其病机而利导之也。若无阿斯必林之处，于方中加薄荷叶一钱，连翘二钱，亦能出汗。若疑二药如此少用，似不能出汗者，观三期五卷寒解汤后之诠语自明。

按：石膏之原质为硫氧氢钙化合而成，其性凉而能散。是以白虎汤证及白虎加人参汤证，往往于服药后周身得汗而解者。即使服药后未即得汗，而石膏所含硫氧氢之宣散力，实能排逐内蕴之热，息息自毛孔透出。此虽非汗解，亦等于出汗也。

又按：阿斯必林之原质存于杨柳皮中。杨柳在春日发生最早，原禀少阳初生之气，其性凉而长于表散，且有以皮达皮之妙用。西人又制以硫酸（即硫氧），与石膏之原质原有相同之处，是以既能发表又善退热。然其透表之力胜于石膏，而其退热之力则远不如石膏。

是以温病初得，其内热未实者，用开水送服一瓦或一瓦强，得汗即愈。若其内热既已炽盛，其证犹连表可发汗者，单用阿斯必林发汗不效。若用生石膏两许，其脉甚洪实者，或用生石膏至二两，煎汤一大盅，送服阿斯必林以发汗则效。即服后不出汗，其病亦可愈。此愚屡经试验而确知其然者也。

## 温病兼下痢

天津大胡同，范姓媪，年过五旬，得温病兼下痢证。

**病因** 家务劳心，恒动肝火。时当夏初，肝阳正旺。其热下迫，遂患痢证。因夜间屡次入厕，又受感冒，兼发生温病。

**证候** 表里皆觉发热，时或作渴，心中烦躁，腹中疼其剧，恒作呻吟。昼夜下痢十余次。旬日之后，系纯白痢。其舌苔厚欲黄。屡次延医服药，但知治痢且用开降之品，致身体虚弱，卧不能起。其脉左右皆弦而有力，重按不实，搏近五至。

**诊断** 此病因肝火甚盛，兼有外感之热已入阳明，所以脉象弦而有力；其按之不实者，因从前服开降之药过多也；其腹疼甚剧者，因弦原主疼，兹则弦而且有力，致腹中气化不和故疼甚剧也；其烦躁者，因下久阴虚，肾气不能上达与心相济，遂不耐肝火温热之灼耗，故觉烦躁也。

宜治以清温凉肝之品，而以滋阴补正之药辅之。

**处方** 生杭芍一两 滑石一两 生怀山药一两 天花粉五钱
山楂片四钱 连翘三钱 甘草三钱

共煎汤一大盅，温服。

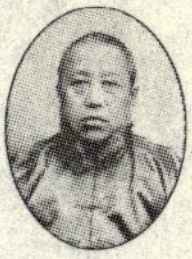



**复诊** 将药煎服一剂，温热已愈强半，下痢腹疼皆愈，脉象亦见和缓。

拟再用凉润滋阴之剂，以清其余热。

**处方** 生怀山药一两 生杭芍六钱 天花粉五钱 生怀地黄五钱 玄参五钱 山楂片三钱 连翘二钱 甘草二钱

共煎汤一大盅，温服。

**效果** 将药连服两剂，病遂痊愈。惟口中津液短少，恒作渴，运动乏力。

俾用生怀山药细末煮作茶汤，兑以鲜梨自然汁，当点心服之，日两次。浃辰之间当即可复原矣。盖山药多含蛋白质，原善滋阴；而其补益之力又能培养气化之虚耗。惟其性微温，恐与病后有余热者稍有不宜。藉鲜梨自然汁之凉润以相济为用，则为益多矣。

## 温病兼脑膜炎

天津东门里经司胡同，侯姓幼男，年八岁，得热病兼脑膜炎。

**病因** 蒙学暑假乍放，幼童贪玩，群在烈日中嬉戏，出汗受风，遂得斯证。

**证候** 闭目昏昏，呼之不应。周身灼热无汗。其脉洪滑而长，两寸尤盛。其母言病已三日，昨日犹省人事，惟言心中发热。至夜间，即昏无知觉。然以水灌之，犹知下咽。问其大便，三日未行。其母泣问犹可救否？答以准可为之治愈。

**诊断** 此温热之病，阳明腑热已实。其热循经上升兼发生脑膜炎也。脑藏神明、主知觉，神经因热受伤，是以知觉全无。

宜投以大剂白虎汤以清胃腑之热，而复佐以轻清之品，以引药之凉力上行。则脑中之热与胃腑之热全清，神识自明了矣。

**处方** 生石膏捣细三两 知母八钱 连翘三钱

茵陈钱半 甘草三钱 粳米五钱

煎至米熟，其汤即成。取清汁三茶杯，徐徐分三次温服，病愈无须尽剂。

**效果** 服至两次，已明了能言。自言心中犹发热。将药服完，共热遂尽消，霍然痊愈。

**说明** 按：脑膜炎之名，创自西人。所谓炎者，谓其膜红、热、肿、疼也。此多为伤寒温病之兼证，故中医对于此证皆责之阳明热实。然均是阳明热实，而其神明有昏愦、不昏愦之殊，实因其脑膜有炎、有不炎也。是以西人之说原自可信。然脑中所藏者元神，心中所藏者识神。故寒温之热，若窜入手少阴，亦可使神明昏愦（此证极少）。西人不知心中有识神，而热入手少阴以昏人之神明，自非西人所能知也。

## 温热泄泻

天津一区钱姓幼男，年四岁，于孟秋得温热兼泄泻，病久不愈。

**病因** 季夏感受暑温，服药失宜，热留阳明之腑，久则灼耗胃阴，嗜凉且多嗜饮水。延至孟秋，上热未消，而下焦又添泄泻。

**证候** 形状瘦弱已极，周身灼热，饮食少许则恶心欲呕吐。小便不利，大便一昼夜十余次，多系稀水。卧不能动，哭泣无声。脉数十至且无力（四岁时，当以七至为正脉），指纹现淡红色，已透气关。

**诊断** 此因外感之热久留耗阴，气化伤损。是以上焦发热懒食，下焦小便不利而大便泄泻也。

宜治以滋阴清热，利小便兼固大便之剂。

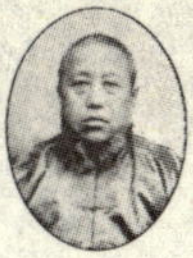



**处方**　生怀山药一两五钱　滑石一两　生杭芍六钱　甘草三钱

煎汤一大盅，分数次徐徐温服下。

**方解**　此方即拙著三期五卷中滋阴清燥汤也。原方生山药是一两，今用两半者，因此幼童瘦弱已极，气化太虚也。

方中之义，山药与滑石同用，一利小便，一固大便；一滋阴以退虚热，一泻火以除实热。芍药与甘草同用，甘苦化合，味近人参，能补益气化之虚损。而芍药又善滋肝肾以利小便，甘草又善调脾胃以固大便，是以汇集而为一方也。

**效果**　将药连服两剂，热退泻止，小便亦利，可进饮食。惟身体羸瘦不能遽复。

俾用生怀山药细末七八钱许，煮作粥，调以白糖，作点心服之。且每次送西药百布圣一瓦。如此将养月余，始胖壮。

附记：此钱姓幼男之舅，系西医杨秀章君，为愚在陆军充军医正时之从事。见愚治愈此病，深叹中药若用之得法，有挽回造化之权。于斯从愚兼习中医，今已深窥医理之奥，中西并用，而为救世之良医矣。

# 《医学衷中参西录》第六期第四卷

## 温病门

### 温病兼虚热

高振之，山西人，年二十八岁，来天津谋事，寓居其友家一区陈宅，于仲秋得温病。

**病因** 朋友招饮，饮酒过度。又多喝热茶，周身出汗，出外受风。

**证候** 周身骨节作疼，身热三十九度四分。心中热而且渴，舌苔薄而微黄。大便干燥，小便短赤。时或干嗽，身体酸软殊甚，动则眩晕。脉数逾五至，浮弦无力。自始病至此已四十日矣。屡次延医服药无效。

**诊断** 此证乃薄受外感，并非难治之证。因治疗失宜，已逾月而外表未解，内热自不能清。病则懒食，又兼热久耗阴。遂由外感之实热，酿成内伤之虚热。二热相并，则愈难治矣。

斯当以大滋真阴之药为主，而以解表泻热之药佐之。

**处方** 生怀山药一两　生怀地黄一两　玄参一两　沙参六钱
生杭芍六钱　大甘枸杞五钱　天冬五钱　天花粉五钱
滑石三钱　甘草三钱

共煎汤一大碗，分三次温饮下。其初饮一次时，先用白糖水送服西药阿斯必林半瓦，然后服汤药。

**复诊** 初服药一次后，周身得汗，骨节已不觉疼。二次、三次继续服完，热退强半，小便通畅。脉已不浮弦，跳动稍有力。

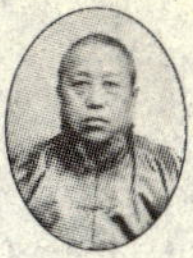



遂即原方略为加减，俾再服之。

**处方** 生怀山药一两　生怀地黄八钱　玄参六钱　沙参六钱
大甘枸杞六钱　天门冬六钱　滑石三钱　甘草二钱
真阿胶捣碎三钱

药共九味，先将前八味煎汤两大盅，去渣，入阿胶，融化，分两次温服。其服初次时，仍先用白糖水送服阿斯必林三分瓦之一。

此方中加阿胶者，以其既善滋阴，又善润大便之干燥也。

**效果** 将药先服一次，周身又得微汗。继将二分服下，口已不渴。其日大便亦通下。便下之后，顿觉精神清爽，灼热全无，病遂从此愈矣。

按：方中重用大队凉润之品，滋真阴即以退实热。而复以阿斯必林解肌，滑石利小便者，所以开实热之出路也。至于服阿斯必林半瓦，即遍身得汗者，因体虚者其汗易出。而心有燥热之人，得凉药之濡润亦恒自出汗也。

## 温病体虚

辽宁清丈局科员刘敷辰之幼子，年七岁，于暮春得温病。

**病因** 因赴澡塘洗澡，汗出未竭，遽出冒风，遂成温病。

**证候** 病初得时，医者不知用辛凉之药解肌，而竟用温热之药为其发汗。迨汗出遍体，而灼热转剧。又延他医，遽以承气下之，病尤加剧。因其无可下之证而误下也。从此不敢轻于服药。迟延数日，见病势浸增，遂延愚为诊视。其精神昏愦，间作谵语，气息微喘，肌肤灼热。问其心中，亦甚觉热。唇干裂，有凝血。其舌苔薄而黄，中心干黑，频频饮水不能濡润。其脉弦而有力，搏近六至，按之不实，而左部尤不任重按。其大便自服药下后未行。

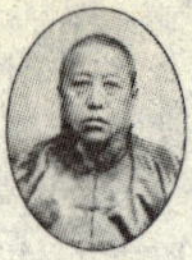



**诊断** 此因误汗、误下，伤其气化。兼温热既久，阴分亏耗。

乃邪实正虚之候也。

宜治以大剂白虎加人参汤。以白虎汤清其热，以人参补其虚，再加滋阴之品数味，以滋补阴分之亏耗。

**处方** 生石膏捣细四两 知母一两 野党参五钱 大生地黄一两 生怀山药七钱 玄参四钱 甘草三钱

共煎汤三大盅，分三次温饮下。病愈者勿须尽剂，热退即停服。白虎加人参汤中无粳米者，因方中有生山药可代粳米和胃也。

**效果** 三次将药服完，温热大减，神已清爽。大便犹未通下，心中犹觉发热，诊其脉，仍似有力。

遂将原方去山药，仍煎三盅，俾徐徐温饮下。服至两盅，大便通下。遂停药勿服，病痊愈。

## 温热腹疼兼下痢

天津一区教堂后，张姓媪，年过五旬，先得温病腹疼，即又下痢。

**病因** 因其夫与子相继病故，屡次伤心，蕴有内热。又当端阳节后，天气干热非常，遂得斯证。

**证候** 腹中搅疼，号呼辗转，不能安卧。周身温热，心中亦甚觉热。为其卧不安枕，手足扰动，脉难细诊，其大致总近热象。其舌色紫而干，舌根微有黄苔。大便两日未行。

**诊断** 此乃因日日伤心，身体虚损。始则因痛悼而脏腑生热，继则因热久耗阴而更生虚热，继又因时令之燥热内侵，与内蕴之热相并，激动肝火，下迫腹中，是以作疼；火热炽盛，是以表里俱觉发热。

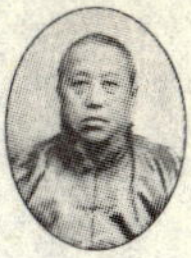



此宜清其温热，平其肝火，理其腹疼，更宜防其腹疼成痢也。

**处方** 先用生杭芍一两，甘草三钱，煎汤一大盅，分两次温服。每次送服卫生防疫宝丹（方载三期霍乱门）四十粒。约点半钟服完两次，腹已不疼。

又俾用连翘一两，甘草三钱，煎汤一大盅，分作三次温服。每次送服拙拟离中丹三钱（方即益元散以生石膏代滑石）。嘱约两点钟温服一次。

**复诊** 翌晚三点钟，复为诊视。闭目昏昏，呼之不应。其家人言，前日将药服完，里外之热皆觉轻减，午前精神颇清爽，午后又渐发潮热，病热一时重于一时。前半点钟呼之犹知答应，兹则大声呼之亦不应矣。又，自黎明时下脓血，至午后已十余次。今则将近两点钟未见下矣。诊其脉，左右皆似大而有力，重按不实，数近六至。

知其身体本虚，又因屡次下痢，更兼外感实热之灼耗，是以精神昏愦，分毫不能支持也。

拟放胆投以大剂白虎加人参汤，复即原方略为加减，俾与病机适宜。

**处方** 生石膏捣细三两　野台参五钱　生杭芍一两
生怀地黄一两　甘草三钱　生怀山药八钱

共煎汤三盅，分三次徐徐温服下。

**方解** 此方系以生地黄代原方中知母，生山药代原方中粳米，而又加芍药。以芍药与方中甘草并用，即《伤寒论》中芍药甘草汤。为仲圣复真阴之妙方。而用于此方之中，又善治后重腹疼，为治下痢之要药也。

**复诊** 将药三次服完后，时过夜半，其人豁然省悟。其家人言：自诊脉疏方后，又下脓血数次，至将药服完，即不复下脓血矣。再诊其脉，大见和平。问其心中，仍微觉热，且觉心中怔忡不安。

拟再治以凉润育阴之剂，以清余热，而更加保合气化之品，以治其心中怔忡。

**处方** 玄参一两 生杭芍六钱 净萸肉六钱 生龙骨捣碎六钱 生牡蛎捣碎六钱 沙参四钱 酸枣仁炒捣四钱 甘草二钱

共煎汤两盅，分两次温服。每服一次，调入生鸡子黄一枚。

**效果** 将药连服三剂，余热全消，心中亦不复怔忡矣。遂停服汤药。俾用生怀山药细末一两弱，煮作茶汤，少兑以鲜梨自然汁，当点心服之，以善其后。

**说明** 温而兼痢之证，愚治之多矣，未有若此证之剧者。盖此证腹疼至辗转号呼，不能诊脉，不但因肝火下迫欲作痢也，实兼有外感毒疠之气以相助为虐。故用芍药以泻肝之热，甘草之缓肝之急，更用卫生防疫宝丹以驱逐外侵之邪气。迨腹疼已愈，又恐其温热增剧，故又俾用连翘甘草煎汤，遂服离中丹以清其温热，是以其证翌日头午颇见轻。若即其见轻时而早为之诊脉服药，原可免后此之昏沉。乃因翌日相延稍晚，竟使病势危至极点。后幸用药得宜，犹能挽回，然亦险矣。谚有之“走马看伤寒”，言其病势变更之速也。至治温病，亦何独不然哉？

又，此证过午所以如此加剧者，亦以其素本阴虚，又自黎明下痢脓血多次，则虚而益虚；再加以阴亏之虚热，与外感之实热相并，是以其精神即不能支持。所赖方中药味无多，而举凡虚热、实热及下痢所生之热，兼顾无遗。且又煎一大剂分二次温饮下，使药力前后相继，此古人一煎三服之法。愚遵此法以挽回险证，救人多矣。非然者，则剂轻原不能挽回重病，若剂重、作一次服，病人又将不堪。惟将药多煎少服，病愈不必尽剂，此以小心行其放胆，洵为挽回险病之要着也。

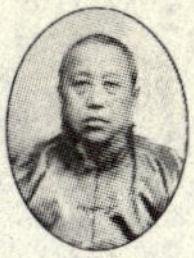



# 温病兼下痢

津海道尹袁霖普君之夫人，年三十六岁，得温病兼下痢证。

**病因** 仲秋乘火车赴保定归母家省视，往来辛苦，路间又兼受风，遂得温病兼患下痢。

**证候** 周身壮热，心中热而且渴。下痢赤多白少，后重腹疼，一昼夜十余次。舌苔白厚，中心微黄。其脉左部弦硬，右部洪实，一息五至。

**诊断** 此风温之热已入阳明之腑，是以右脉洪实；其炽盛之肝火下迫肠中作痢，是以左脉弦硬。

夫阳明脉实而渴者，宜用白虎加人参汤。因其肝热甚盛，证兼下痢，又宜以生山药代粳米，以固下焦气化，更辅以凉肝调气之品，则温与痢庶可并愈。

**处方** 生石膏捣细三两　野党参四钱　生怀山药一两　生杭芍一两
知母六钱　白头翁五钱　生麦芽四钱　甘草四钱

将药煎汤三盅，分三次温饮下。

**复诊** 将药分三次服完，温热已退强半，痢疾已愈十之七八，腹已不疼，脉象亦较前和平。

遂即原方略为加减，俾再服之。

**处方** 生石膏捣细二两　野台参三钱　生怀山药八钱　生杭芍六钱
知母五钱　白头翁五钱　秦皮三钱　甘草三钱

共煎汤两盅，分两次温服下。

**效果** 将药煎服两剂，诸病皆愈。惟脉象似仍有余热，胃中似不开通，懒于饮食。

俾用鲜梨、鲜藕、莱菔三者等分，切片煮汁，送服益元散三钱许，日服两次，至三次则喜进饮食，脉亦和平如常矣。

**说明** 凡温而兼痢之证，最为难治。盖温随下痢深陷而永无出路，即痢为温热所灼而益加疼坠。惟石膏与人参并用，能升举下陷之温邪，使之徐徐上升外散。而方中生山药一味，在白虎汤中能代粳米以和胃，在治痢药中又能固摄下焦气化，协同芍药、白头翁诸药以润肝滋肾，从容以奏肤功也。至于麦芽，炒用之为消食之品。生用之不但消食，实能舒发肝气，宣散肝火，而痢病之后重可除也。至后方加秦皮者，取其性本苦寒，力善收涩，藉之以清热补虚，原为痢病将愈最宜之品。是以《伤寒论》白头翁汤中亦藉之以清厥阴热痢也。

袁霖普君，为桓仁名孝廉，虽在仕途多年，而胸怀冲淡，不改儒素本色。拙著之书曾为呈部注册，对于愚之医学极为推奖。故方中如此重用寒凉而心中坦然不疑，是以愚得放手速为之治愈也。若在他富贵之家为开此等方，则绝不肯服矣。

## 温病兼下痢

天津河北玄纬路，姚姓媪，年六旬有二，于孟秋得温病兼下痢。

**病因** 孟秋天气犹热，且自觉心中有火，多食瓜果，又喜当风乘凉，遂致病温兼下痢。

**证候** 周身灼热，心中热且渴，连连呻吟不止。一日夜下痢十二三次，赤白参半，后重腹疼。饮食懒进，恶心欲呕。其脉左部弦而兼硬，右部似有力而重按不实，数近六至。延医治疗近旬日，病益加剧。

**诊断** 其左脉弦而兼硬者，肝血虚而胆火盛也；其右脉似有力而重按不实者，因其下痢久而气化已伤，外感之热又侵入阳明之腑也；其数六至者，缘外感之热灼耗已久，而其真阴大有亏损也。

证脉合参，此乃邪实正虚之候。

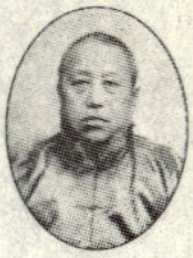



拟用拙定通变白虎加人参汤及通变白头翁汤（两方皆在三期三卷痢疾门）二方相并治之。

**处方** 生石膏捣细二两　野台参四钱　生怀山药一两　生杭芍二钱　白头翁四钱　金银花四钱　秦皮二钱　生地榆二钱　甘草二钱　广三七轧细二钱　鸦胆子去皮拣成实者五十粒

共药十一味，先用白糖水送服三七、鸦胆子各一半。再将余药煎汤两盅，分两次温服下。至煎渣再服时，亦先服所余之三七、鸦胆子。

**复诊** 将药煎服，日进一剂。服两日，表里之热皆退，痢变为泻，仍稍带痢，泻时仍觉腹疼后重而较前轻减，其脉象已近平和。

此宜以大剂温补止其泄泻，再少辅以治痢之品。

**处方** 生怀山药一两　炒怀山药一两　龙眼肉一两　大云苓片三钱　生杭芍三钱　金银花三钱　甘草二钱

共煎汤一大盅，温服。

**效果** 将药煎服两剂，痢已净尽而泻未痊愈。遂即原方去金银花、芍药，加白术三钱。服两剂，其泻亦愈。

## 暑温兼泄泻

天津估衣街西头万全堂药局，侯姓学徒，年十三岁，得暑温兼泄泻。

**病因** 季夏天气暑热，出门送药受暑。表里俱觉发热，兼头目眩晕。服药失宜，又兼患泄泻。

**证候** 每日泄泻十余次，已逾两旬。而心中仍觉发热懒食，周身酸软无力，时或怔忡，小便赤涩发热。其脉左部微弱，右部重按颇实，搏近六至。

**诊断** 此暑热郁于阳明之腑，是以发热懒食；而肝肾气化不舒，是以小便不利致大便泄泻也。

当清泻胃腑，调补肝肾，病当自愈。

**处方** 生怀山药两半 滑石一两 生杭芍六钱 净萸肉四钱 生麦芽三钱 甘草三钱

共煎汤一大盅，温服。

**复诊** 服药一剂泻即止，小便通畅。惟心中犹觉发热，又间有怔忡之时。

遂即原方略为加减，俾再服之。

**处方** 生怀山药一两 生怀地黄一两 净萸肉八钱 生杭芍六钱 生麦芽二钱 甘草二钱

共煎汤一大盅，温服。

**效果** 将药连服两剂，其病霍然痊愈。

**说明** 初次所用之方，即拙拟之滋阴清燥汤（在三期五卷）加山萸肉、生麦芽也。从来寒温之热传入阳明，其上焦燥热下焦滑泻者，最为难治。因欲治其上焦之燥热，则有碍下焦之滑泻；欲补其下焦之滑泻，则有碍上焦之燥热。是以医者对之恒至束手。然此等证若不急为治愈，则下焦滑泻愈久，上焦燥热必愈甚。是以本属可治之证，因稍为迟延竟至不可救者多矣。——惟拙拟之滋阴清燥汤，山药与滑石并用，一补大便，一利小便。而山药多液，滑石性凉，又善清上焦之燥热。更辅以甘草、芍药以复其阴（仲景谓作芍药甘草汤，以复其阴），阴复自能胜燥热。而芍药又善利小便，甘草亦善调大便。汇集四味为方，凡遇证之上焦燥热下焦滑泻者，莫不随手奏效也。

间有阳明热实，服药后滑泻虽止而燥热未尽清者，不妨继服白虎汤。其热实体虚者，或服白虎加人参汤。若虑其复作滑泻，可于方中仍加滑石三钱，或更以生山药代粳米煎取清汤，一次只饮一大口，徐徐将药服完，其热全消，亦不至复作滑泻。愚用此法救人多矣。滋阴清燥汤后，附有治愈多案，可参观也。

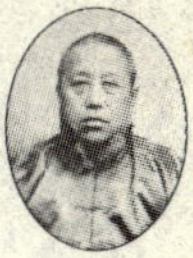



至此案方中加萸肉、生麦芽者，因其肝脉弱而不舒，故以萸肉补之，以生麦芽调之，所以遂具条达之性也。至于第二方中为泻止小便已利，故去滑石。为心中犹怔忡，故将萸肉加重。为犹有余热未清，故又加生地黄。因其余热无多，如此治法已可消除净尽，无须服白虎汤及白虎加人参汤也。

## 温病

孙雨亭，武清县人，年三十三岁，小学教员，喜阅医书，尤喜阅拙著《衷中参西录》。于孟秋时得温病，在家治不愈，遂来津求为诊治。

**病因** 未病之前，心中常觉发热。继因饭后有汗，未暇休息，陡有急事冒风出门，致得温病。

**证候** 表里俱觉壮热，嗜饮凉水食凉物。舌苔白厚，中心已黄。大便干燥，小便短赤。脉象洪长有力，左右皆然，一分钟七十八至。

**诊断** 此因未病之先已有伏气化热，或有暑气之热内伏。略为外感所激，即表里陡发壮热，一两日间阳明腑热已实。其脉之洪长有力，是明征也。

拟投以大剂白虎汤，再少佐以宣散之品。

**处方** 生石膏捣细四两　知母一两　鲜茅根六钱　青连翘三钱
甘草三钱　粳米三钱

共煎汤三盅，分三次温服下。

**复诊** 将药分三次服完，表里之热分毫未减，脉象之洪长有力亦仍旧，大便亦未通下。

此非药不对证，乃药轻病重，药不胜病也。夫石膏之性，《本经》原谓其微寒。若遇阳明大热之证，当放胆用之。

拟即原方去连翘加天花粉，再将石膏加重。

**处方** 生石膏六两 知母一两 天花粉一两 鲜茅根六钱
甘草四钱 粳米四钱

共煎汤三大盅，分三次温服下。

**复诊** 将药分三次服完，下燥粪数枚。其表里之热仍然不退，脉象亦仍有力。愚谓雨亭曰：余生平治寒温实热证，若屡次治以大剂白虎汤而其热不退者，恒将方中石膏研极细，将余药煎汤送服，即可奏效。今此证正宜用此方。雨亭亦以为然。

**处方** 生石膏研极细二两 生怀山药二两 甘草六钱

将山药、甘草煎汤一大碗，分多次温服。每次送服行石膏末二钱许，热退勿须尽剂，即其热未尽退，若其大便再通下一次者，亦宜将药停服。

**效果** 分六次将汤药饮完，将石膏送服强半，热犹未退，大便亦未通下。又煎渣取汤两盅，分数次送服石膏末。甫完，陡觉表里热势大增。时当夜深，不便延医。雨亭自持其脉，弦硬异常，因常阅《衷中参西录》，知脉虽有力而无洪滑之致者，用白虎汤时皆宜加人参。遂急买高丽参五钱，煮汤顿饮下。其脉渐渐和缓，热亦渐退。至黎明，其病霍然痊愈矣。

**说明** 按：伤寒定例：凡用白虎汤，若在汗吐下后及渴者，皆宜加人参。细询此证之经过，始知曾发大汗一次，此次所服之药虽非白虎汤原方，实以山药代粳米，又以石膏如此服法，其力之大，可以不用知母，是其方亦白虎汤也。若早加党参数钱，与山药、甘草同煎汤以送服石膏，当即安然病愈。乃因一时疏忽，并未见及，犹幸病者自知医理以挽回于末路。此虽白虎汤与人参前后分用之，仍不啻同时并用之也。

又按：此证加人参于白虎汤中其益有三：发汗之后，人之正气多虚。人参大能补助正气，俾正气壮旺自能运化药力以胜邪，其为益一也；又，发汗易伤津液，津液伤则人之阴分恒因之亏损。人参与石膏并用，能于邪热炽盛之时滋津液以复真阴。液滋

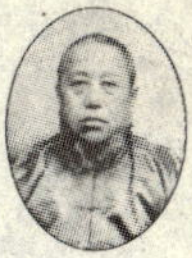



阴复则邪热易退，其为益二也；又，用药之法，恒热因凉用、凉因热用，《内经》所谓伏其所因也。此证用山药、甘草煎汤送服石膏之后，病则纯热，药则纯凉，势若冰炭不相容。是以其热益激发而暴动。加人参之性温者以为之作引，此即凉因热用之义。为凉药中有热药引之以消热，而后热不格拒、转与化合，热与凉药化合，则热即消矣，此其为益三也。统此三益观之，可晓然于此病之所以愈，益叹仲圣制方之妙。即约略用之，亦可挽回至险之证也。

## 温病兼项后作疼

李芳岑督军之太夫人，年八旬有三，于孟夏得温病，兼项后作疼。

**病因** 饭后头面有汗，忽隔窗纱透入凉风，其汗遂闭，因得斯证。

**证候** 项疼不能转侧，并不能俯仰，周身发灼热，心中亦热，思凉物。脉象左部弦而长，右部则弦硬有力。大便干燥，小便短少。

**诊断** 此因汗出腠理不闭，风袭风池、风府，是以项疼，因而成风温也。高年之脉，大抵弦细，因其气虚，所以无甚起伏；因其血液短少，是以细而不濡。至于弦硬而长有力，是显有温热之现象也。

此当清其实热，辅以补正兼解表之品。

**处方** 生石膏轧细一两　野台参三钱　生怀地黄一两

生怀山药五钱　玄参三钱　沙参三钱　连翘二钱

西药阿斯必林一瓦

先将阿斯必林用白糖水送下，即将中药煎汤一大盅，至甫出汗时，即将汤药乘热服下。

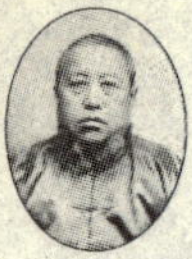

**效果** 如法将药服下后，周身得汗，表里之热皆退，项之疼大减，而仍未脱然。

俾每日用阿斯必林一瓦强（约三分），分三次用白糖水送下，隔四点钟服一次。若初次服后微见汗者，后两次宜少服。如此两日，项疼痊愈。

盖阿斯必林不但能发汗祛热，且能为热性关节疼痛之最妙药也。

## 温病兼胁疼

李镜波律师，寓天津河北三马路颐寿单，年三十八岁，于孟冬上旬得温病。

**病因** 其夫人于秋间病故，子女皆幼，处处须自经管，伤心又兼劳心，遂致暗生内热。薄受外感，遽成温病。

**证候** 初得时，即表里俱热。医者治以薄荷、连翘、菊花诸药，服后微见汗，病稍见轻。至再诊时，病人自觉呼吸短气。此气郁不舒也。医者误以为气虚，遂于清热药中加党参以补其气。服后右胁下陡然作疼，彻夜不能卧，亦不能眠。心中发热，舌苔白厚，大便四日未行。其左右脉皆弦，右部尤弦而有力，一分钟八十二至。

**诊断** 凡脉象弦者主疼，又主血液短少。此证之右胁非常疼痛，原为证脉相符；而其伤心劳心以致暗生内热者，其血液必然伤损，此亦证脉相符也。其右脉弦而有力者，外感之热已入阳明之腑也。

拟治以白虎汤而辅以开郁滋阴之品。

**处方** 生石膏轧细二两　知母八钱　玄参八钱　天冬八钱
川楝子捣碎五钱　生莱菔子捣碎五钱　连翘三钱　甘草二钱
粳米三钱

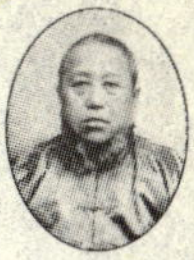



共煎汤两大盅，分两次温服下。

**复诊** 将药服完，热退强半，胁疼已愈三分之二，脉象变为浮弦。惟胸膈似觉郁闷，大便犹未通下。

再治以宽胸清热润燥之剂。为其脉浮，有还表之象，宜再少加透表之药以引之外出，其病当由汗而解。

**处方** 糖瓜蒌切碎二两　生石膏捣细一两　知母五钱　玄参五钱
连翘三钱　川楝子捣碎四钱　甘草二钱

共煎汤两盅，分二次温服下。其服完两次之后，迟一点钟，再服西药阿斯必林一瓦。温覆以取微汗。

**效果** 如法将药服完，果周身皆得微汗，病若失。其大便亦通下矣。

## 风温兼喘促

辽宁小南关柴市旁，赫姓幼子，年五岁，得风温兼喘促证。

**病因** 季春下旬，在外边嬉戏，出汗受风，遂成温病。医治失宜，七八日间又添喘促。

**证候** 面红身热，喘息极迫促，痰声漉漉，目似不瞬。脉象浮滑，重按有力。指有紫纹，上透气关。启口视其舌，苔白而润。问其二便，言大便两日未行，小便微黄，然甚通利。

**诊断** 观此证状况，已危至极点。然脉象见滑，虽主有痰亦足征阴分充足。且视其身体胖壮，知犹可治。

宜用《金匮》小青龙加石膏汤，再加杏仁、川贝以利其肺气。

**处方** 麻黄一钱　桂枝尖一钱　生杭芍三钱　清半夏二钱
杏仁去皮捣碎二钱　川贝母捣碎二钱　五味子捣碎一钱
干姜六分　细辛六分　生石膏捣细一两

共煎汤一大盅，分两次温服下。

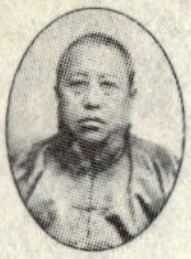



**方解**　《金匮》小青龙加石膏汤，原治肺胀，咳而上气，烦躁而喘。然其石膏之分量，仅为为麻、桂三分之二（《金匮》小青龙加石膏汤，其石膏之分量原有差误，五期五卷曾详论之），而此方中之生石膏则十倍于麻桂。诚以其面红身热，脉象有力，若不如此重用石膏，则麻、桂、姜、辛之热即不能用矣。

又，《伤寒论》小青龙汤加减之例：喘者去麻黄、加杏仁。今加杏仁而不去麻黄者，因重用生石膏以监制麻黄，则麻黄即可不去也。

**复诊**　将药服尽一剂，喘愈强半，痰犹壅盛，肌肤犹灼热，大便犹未通下，脉象仍有力。

拟再治以清热利痰之品。

**处方**　生石膏捣细二两　瓜蒌仁炒捣二两　生赭石轧细一两

共煎汤两盅，分三次，徐徐温饮下。

**效果**　将药分三次服完，火退痰消，大便通下，病遂痊愈。

**说明**　此案曾登于《名医验案类编》。何廉臣先生评此案云："风温犯肺，肺胀喘促，小儿尤多，病最危险。儿科专家，往往称为马脾风者，此也。此案断定为外寒束内热，仿《金匮》小青龙加石膏汤，再加贝母开豁清泄，接方用二石、蒌仁等清镇滑降而痊。先开后降，步骤井然。惟五岁小儿能受如此重量，可见北方风气刚强，体质茁实，不比南方人之体质柔弱也。正惟能受重剂，故能奏速功。"

观何廉臣先生评语，虽亦推奖此案，而究嫌药量过重，致有南北分别之设想。不知此案药方之分量，若作一次服，以治五岁孺子诚为过重。若分作三次服，则无论南北，凡身体胖壮之孺子皆可服也。试观近今新出之医书，治产后温病，有一剂用生石膏半斤者矣，曾见于刘蔚楚君《证治丛录》，刘君原广东香山人也。治鼠疫病亦有一剂用生石膏半斤者矣，曾见于李健颐君《鼠疫新篇》，李君原福建平潭人也。若在北方治此等证，岂药之分量可

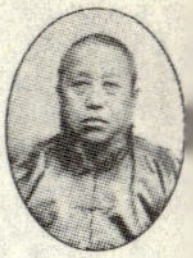



再加增乎？由此知医者之治病用药，不可定存南北之见也。且愚亦尝南至汉皋矣，曾在彼处临证处方，未觉有异于北方。惟用发表之剂，则南方出汗较易，其分量自宜从轻。然此乃地气寒暖之关系，非其身体强弱之关系也。既如此，一人之身则冬时发汗与夏时发汗，其所用药剂之轻重自迥殊也。

尝细验天地之气化，恒数十年而一变。仲景当日原先著《伤寒论》，后著《金匮要略》。《伤寒论》小青龙汤，原有五种加法，而独无加石膏之例，因当时无当加石膏之病也。至著《金匮》时，则有小青龙加石膏汤矣，想其时已现有当加石膏之病也。忆愚弱冠时，见医者治外感痰喘证，但投以小青龙汤原方即可治愈。后数年，愚临证遇有外感痰喘证，但投以小青龙汤不效，必加生石膏数钱方效。又迟数年，必加生石膏两许，或至二两方效。由斯知为医者当随气化之转移，而时时与之消息，不可拘定成方而不知变通也。

## 秋温兼伏气化热

天津鼓楼东，徐姓媪，年五十九岁，于中秋上旬得温病，兼有伏气化热。

**病因**　从前原居他处，因迁居劳碌，天气燥热，有汗受风，遂得斯病。

**证候**　晨起觉周身微发热，兼酸懒不舒，过午陡觉表里大热且其热浸增。及晚四点钟往视时，见其卧床闭目，精神昏昏，呻吟不止。诊其脉：左部沉弦，右部洪实，数近六至。问其未病之前，曾有拂意之事乎？其家人曰：诚然。其禀性褊急，恒多忧思，且又易动肝火。欲见其舌苔，大声呼数次，始知启口。视其舌上，似无苔而有肿胀之意。问其大便，言素恒干燥。

**诊断**　其左脉沉弦者，知其肝气郁滞不能条达，是以呻吟不止，此欲藉呻吟以舒其气也；其右脉洪实者，知此证必有伏气化热，窜入阳明。不然，则外感之温病，半日之间何至若斯之剧也。

此当用白虎汤以清阳明之热，而以调气舒肝之药佐之。

**处方** 生石膏捣细二两　知母八钱　生莱菔子捣碎三钱
青连翘三钱　甘草二钱　粳米四钱

共煎汤两盅，分两次温服。

**方解** 莱菔子为善化郁气之药，其性善升亦善降。炒用之则降多于升，生用之则升多于降。凡肝气之郁者宜升，是以方中用生者。至于连翘，原具有透表之力。而用于此方之中，不但取其能透表也。其性又善舒肝，凡肝气之郁而不舒者，连翘皆能舒之也。是则连翘一味，既可佐白虎以清温热，更可辅莱菔以开肝气之郁滞。

**复诊** 将药两次服完，周身得汗，热退十之七八，精神骤然清爽。左脉仍有弦象而不沉，右脉已无洪象而仍似有力，至数之数亦减。问其心中，仍有觉热之时，且腹中知饥而懒于进食。

此则再宜用凉润滋阴之品清其余热。

**处方** 玄参一两　沙参五钱　生杭芍四钱　生麦芽三钱
鲜茅根四钱　滑石三钱　甘草二钱

共煎汤一大盅，温服。方中有滑石者，欲其余热自小便泻出也。

**效果** 将药连服两剂，大便通下，其热全消，能进饮食。脉象亦和平矣，而至数仍有数象。

俾再用玄参两半，潞参三钱，煎服数剂以善其后。

**说明** 医者论温病之成，多言由于伏气化热，而推本于《内经》“冬伤于寒，春必病温”二语，谓所受之伏气皆为冬令所感之寒。夫春日之温病，谓系冬日所感之寒化热，斯原近理。至夏日、秋日，皆有温病，若亦谓系冬日所感之寒化热则非是。盖凡

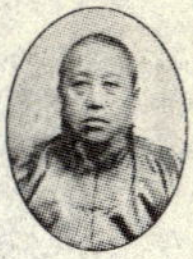



伏气伏于三焦脂膜之中，能阻塞人身气化之流通，其人恒不易得汗。若能遍体出透汗，其伏气即可随汗发出。由斯而论，人之春日或可不出汗，至夏日则人有不出汗者乎？至夏日屡次出汗，纵有伏气有不暗消者乎？盖人四时皆可受外感，其受外感之轻者不能即发，皆可伏于三焦脂膜之中而为伏气。至于伏气之化热，冷时则迟，暖时则速。若交夏令以后，其化热不过旬日间耳。乃医者多不悟此理，仍执定旧说，遂致来西医之讥，谓病菌之伏于人身，其发皆有定期，未有至一月者，而况至数月乎？此固西医之轻言多事，然亦中医自遗人以口实也。

## 温病兼呕吐

刘秀岩，年三十二岁，住天津城北金钢桥西，小学教员，于季夏得温热病，兼呕吐不受饮食。

**病因** 学校与住宅相隔甚近，暑假放学，至晚仍在校中宿卧。一日，因校中无人，其衾褥被人窃去，追之不及，因努力奔跑，周身出汗，乘凉歇息，遂得斯病。

**证候** 心中烦热，周身时时汗出。自第二日，呕吐不受饮食，今已四日。屡次服药，亦皆吐出，即渴时饮水亦恒吐出。舌苔白厚，大便四日未行。其脉左部弦硬，右部弦长有力，一息五至。

**诊断** 其脉左部弦硬者，肝胆之火炽盛也；右部弦长者，冲气挟胃气上冲也；弦长而兼有力者，外感之热已入阳明之腑也；此证因被盗怒动肝气，肝火上冲，并激动冲气挟胃气亦上冲，而外感之热又复炽盛于胃中以相助为虐，是以烦热汗出不受饮食而吐药吐水也。

此当投以清热镇逆之剂。

**处方** 生石膏细末二两 生赭石细末六钱 镜面朱砂细末五钱

和匀，分作五包，先送服一包，过两点钟再送服一包。病愈即停服，不必尽剂。方用散剂不用汤剂者，止呕吐之药丸散优于汤剂也。

**效果** 服至两包，呕吐已愈，心中犹觉烦热。服至四包，烦热痊愈，大便亦通下矣。

**说明** 石膏为石质之药，本重坠且又寒凉。是以白虎汤中以石膏为主，而以甘草缓之，以粳米和之，欲其服后留恋于胃中，不至速于下行。故用石膏者，忌再与重坠之药并用，恐其寒凉侵下焦也；并不可与开破之药同用，因开破之药力原下行也。乃今因肝气、胆火相并上冲，更激动冲气挟胃气上冲，且更有外感之热助之上冲，因致脏腑之气化有升无降。是以饮食与药至胃中皆不能存留。此但恃石膏之寒凉重坠原不能胜任，故特有赭石之最有压力者以辅之。此所以旋转脏腑中之气化，而使之归于常也。设非遇此等证脉，则石膏原不可与赭石并用也。

## 温病兼呕吐

天津北门里杨姓媪，年过五旬，于冬春得温病兼呕吐。

**病因** 家庭勃谿，激动肝胆之火。继因汗出受风，遂得此证。

**证候** 表里壮热，呕吐甚剧，不能服药，少进饮食亦皆吐出。舌苔白厚，中心微黄。大便三日未行。其脉左部弦长，右部洪长，重按皆实。

**诊断** 此少阳、阳明合病也。为其外感之热已入阳明胃腑，是以表里俱壮热，而舌苔已黄。为其激动之火积于少阳肝胆，是以其火上冲频作呕吐。

治此证者欲其受药不吐，当变汤剂为散，且又分毫无药味，庶可奏效。

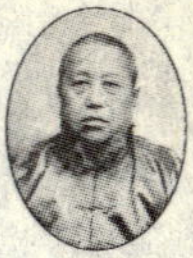



**处方** 生石膏细末一两 鲜梨两大个

将梨去皮，切片，蘸石膏末，细细嚼服。

**复诊** 将梨片与石膏末嚼服一强半未吐，迟两点钟又将所余者服完，自此不复呕吐，可进饮食，大便通下一次。诊其脉，犹有余热。问其心中，亦仍觉热，而较前则大轻减矣。

拟改用汤剂以清其未尽之热。

**处方** 生石膏捣细一两 生杭芍八钱 玄参三钱 沙参三钱
连翘二钱 甘草二钱 鲜白茅根三钱

药共七味，先将前六味水煎十余沸。入鲜白茅根，再煎三四沸，取汤一大盅，温服。

**效果** 将药如法煎服一剂，热又减退若干，脉象已近和平。

遂即原方将石膏改用六钱，芍药改用四钱，又服一剂，病遂痊愈。

**或问：**石膏为清阳明之主药。此证原阳明、少阳均有实热，何以用石膏但清阳明之热而病即可愈？

**答曰：**凡药服下，原随气血流行，无处不到。石膏虽善清阳明之热，究之，凡脏腑间蕴有实热，石膏皆能清之。且凡呕吐者，皆气上逆也。石膏末服，其石质之重坠大能折上逆之气使之下行。又有梨片之甘凉开胃者以辅之，所以奏效甚捷也。若当秋夏之交无梨时，可以西瓜代之。

## 温病兼衄血便血

天津城西梁家嘴陈姓童子，年十五岁，在学校肄业，于仲秋得温病，兼衄血、便血。

**病因** 初因周身发热、出有斑点，有似麻疹。医用凉药清之，斑点即回。连服凉药数剂，周身热已退，而心中时觉烦躁。逾旬日，因薄受外感，其热陡然反复。

**证候** 表里壮热，衄血两次，小便时或带血，呕吐不受饮食，服药亦多吐出。心中自觉为热所灼，怔忡莫支。其脉摇摇而动，数逾五至，左右皆有力，而重按不实。舌苔白而欲黄，大便三日未行。

**处方** 本拟投以白虎加人参汤，恐其服后作呕，遂用：

生石膏细末三两　生怀山药二两

共煎汤一大碗，俾徐徐温饮下。为防其呕吐，一次只饮一大口，限定四小时将药服完。

**方解** 凡呕吐之证，饮汤则吐，服粥恒可不吐。生山药二两煎取浓汁与粥无异，且无药味，服后其黏滞之力自能留恋于胃中。且其温补之性，又能固摄下焦以止便血、培养心气，以治怔忡也。而以治此温而兼虚之证，与石膏相伍为方。以石膏清其温，以山药补其虚，虽非白虎加人参汤，而亦不啻山虎加人参汤矣。

**效果** 翌日复诊，热退十之七八，心中亦不怔忡，少进饮食亦不呕吐，衄血便血皆愈。脉象力减，至数仍数。

又俾用玄参二两，潞参、连翘各五钱，仍煎汤一大碗，徐徐温饮下。尽剂而愈，大便亦即通下。——盖其大热已退而脉仍数者，以其有阴虚之热也。玄参、潞参并用，原善退阴虚作热，而犹恐其伏有疹毒，故又加连翘以托之外出也。

**按：**此证若能服药不吐，投以大剂白虎加人参汤，大热退后其脉即可不数。乃因其服药呕吐，遂变通其方，重用生山药二两与生石膏同煎服。因山药能健脾滋肾，其补益之力虽不如人参，实有近于人参处也。至大热退后，脉象犹数，遂重用玄参二两以代石膏，取其能滋真阴兼能清外感余热，而又伍以潞参、连翘各五钱。潞参即古之人参，此由白虎加人参之义化裁而出，故虚热易退。而连翘又能助玄参凉润之力外透肌肤，则余热亦易清也。

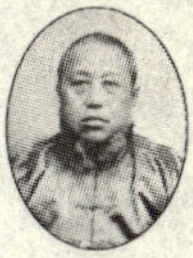



## 温疹

天津南门西沈家台，杨姓幼子，年四岁，于季春发生温疹。

**病因** 春暖时气流行，比户多有发生此病者，因受传染。

**证候** 周身出疹甚密，且灼热异常，闭目昏昏，时作谵语，气息迫促。其唇干裂紫黑，上多凝血。脉象数而有力。大便不实，每日溏泻两三次。

**诊断** 凡上焦有热之证，最忌下焦滑泻。此证上焦之热已极，而其大便又复溏泻。欲清其热，又恐其溏泻益甚。且在发疹，更虞其因溏泻毒内陷也。

是以治此证者，当上清其热，下止其泻，兼托疹毒外出。证候虽险，自能治愈。

**处方** 生怀山药一两　滑石一两　生石膏捣细一两　生杭芍六钱
甘草三钱　连翘三钱　蝉蜕去土钱半

共煎一大盅，分多次徐徐温饮下。

**效果** 分七八次将药服完。翌日视之，其热大减，诸病皆见愈。惟不能稳睡，心中似骚扰不安。其脉象仍似有力。

遂将方中滑石、石膏皆减半，煎汤送安宫牛黄丸半九。至煎渣再服时，又送服半丸，病遂痊愈。

## 温疹兼喉痧

天津瑞云里，沈姓学生，年十六岁，于仲春得温疹兼喉痧证。

**病因** 因在体育场中游戏，努力过度。周身出汗，为风所袭，遂得斯病。

**证候** 初病时微觉恶寒头疼，翌日即表里俱壮热，咽喉闷疼。延医服药，病未见轻。喉中疼闷似加剧，周身又复出疹，遂延愚为诊治。其肌肤甚热，出疹甚密，连无疹之处其肌肤亦红。诚西人所谓猩红热也，其心中亦自觉热甚。其喉中扁桃腺处皆红肿，其左边有如榆荚一块发白，自言不惟饮食疼难下咽，即呼吸亦甚觉有碍。诊其脉，左右皆洪滑有力，一分钟九十八至。

愚为刺其少商出血，复为针其合谷。

又为拟一清咽、表疹、泻火之方，俾服之。

**处方** 生石膏捣细二两　玄参六钱　天花粉六钱　射干三钱
牛蒡子捣细三钱　浙贝母三钱　青连翘三钱　鲜芦根三钱
甘草钱半　粳米三钱

共煎汤两大盅，分两次温服下。

**复诊** 翌日过午，复为诊视。其表里之热皆稍退，脉象之洪滑亦稍减，疹出又稍加多。从前三日未大便，至此则通下一次。再视其喉，其红肿似加增，白处稍大。病人自言此时饮水必须努力始能下咽，呼吸之滞碍似又加剧。

愚曰：此为极危险之病，非刺患处出血不可。遂用圭式小刀，于喉左右红肿之处，各刺一长口放出紫血若干。遽觉呼吸顺利。

拟再投以清热消肿托表疹毒之剂。

**处方** 生石膏捣细一两　天花粉六钱　赤芍三钱　板兰根三钱
牛蒡子捣细三钱　生蒲黄三钱　浙贝母三钱　青连翘三钱
鲜芦根三钱

共煎 大盅半，分两次温服。

**方解** 赤芍药张隐庵、陈修园皆疑是山中野草之根，以其纹理甚粗，与园中所植之芍药根迥异也。然此物出于东三省，愚亲至其地，见山坡多生此种芍药，开单瓣红花，其花小于寻常芍药花约三倍，而其叶则确系芍药无疑。盖南方亦有赤芍药，而其根仍白。兹则花赤其根亦赤，足以善入血分活血化瘀也。又浙贝治

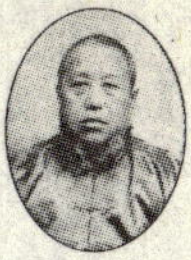



嗽，不如川贝；而以之治疮，浙贝似胜于川贝，以其味苦性凉能清热解毒也。

**效果** 将药连服两剂，其病脱然痊愈。

**说明** 《灵枢·痈疽》篇谓：痈发嗌中，名曰猛疽。不治，化为脓，脓不泻，塞咽，半日死。此证咽喉两旁红肿日增，即痈发嗌中名为猛疽者也。其脓成不泻，则危在目前。若其剧者，必俟其化脓而后泻之，又恒有迫不及待之时。是以此证因其红肿已甚，有碍呼吸，急刺之以出其紫血而红肿遂愈。此所谓防之于预也。且化脓而后泻之，其疮口恒至溃烂。若未成脓而泻，其紫血所刺之口半日即合矣。

喉证原有内伤、外感之殊。其内伤者虽宜注重清热，亦宜少佐以宣散之品。如《白喉忌表抉微》方中之用薄荷、连翘是也。由外感者虽不忌用表散之品，然宜表散以辛凉，不宜表散以温热。若薄荷、连翘、蝉蜕、芦根诸药，皆表散之佳品也。

或有谓喉证若由于外感，虽麻黄亦可用者。然用麻黄必须重用生石膏佐之。若《伤寒论》之麻杏甘石汤，诚为治外感喉证之佳方也。特是其方原非治喉证之方，是以方中石膏仅为麻黄之两倍。若借以治外感喉证，则石膏当十倍于麻黄。若遇外感实火炽盛者，石膏尤宜多加方为稳妥。是以愚用此方以治外感喉证时，麻黄不过用至一钱，而生石膏恒用至两余，或重用至二两也，然此犹论喉证之红肿不甚剧者。若至肿甚有碍呼吸，不惟麻黄不可用，即薄荷亦不可用。是以治此证方中只用连翘、芦根也。

以上所论者，无论内伤、外感，皆咽喉证之属热者也。而咽喉中之变证，间有真寒假热者，又当另议治法。五期四卷载有治此等咽喉证之验案可参观。

# 温病兼喉痧痰喘

马心琢，天津城里乡祠前皮局工人，年二十八岁，于季秋得温病兼喉痧痰喘证。

**病因**　初因外出受风，感冒甚微。医者用热药发之，陡成温病，而喉病、喘病遂同时发现。

**证候**　表里俱壮热，喘逆咳嗽，时吐痰涎，咽喉左边红肿作疼（即西人所谓扁桃体炎）。其外边项左侧亦肿胀，呼吸皆有窒碍。为其病喉且兼喘逆，则吸气尤形困难，必十分努力始能将气吸入。其舌苔白而薄，中心微黄。小便赤涩，大便四日未行。其脉左右皆弦长，右部重诊有力，一分钟九十六至。

**诊断**　此乃外感之热已入阳明之腑，而冲气又挟胃气、肝火上冲也。为其外感之热已入阳明之府，是以右脉之力胜于左脉；为其冲气挟胃气、肝火上冲，是以左右脉皆弦长。病现喘逆及咽喉肿疼，其肿痛偏左者，正当肝火上升之路也。

拟治以麻杏甘石汤，兼加镇冲降胃、纳气利痰之品以辅之。又宜兼用针刺放血，以救目前之急。

**处方**　麻黄一钱　生石膏捣细二两　生赭石轧细一两
生怀山药八钱　杏仁去皮炒捣三钱　连翘三钱
牛蒡子捣碎三钱　射干二钱　甘草一钱

共煎汤两盅，分两次温服。

又于未服药之前，用三棱针刺其两手少商出血。用有尖小刀刺其咽喉肿处，开两小口令其出血。且用硼砂、西药盐酸加里，融以三十倍之水，俾其含漱。又于两手合谷处为之行针。其咽喉肿处骤然轻减，然后服药。

**复诊**　将药服后，其喘顿愈强半，呼吸似无妨碍，表里之热亦愈强半。脉象亦较前平和，其右部仍然有力，胸膈似觉郁闷，

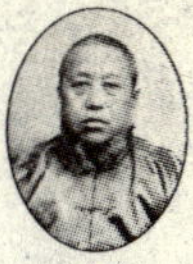



有时觉气上冲。仍然咳嗽，大便犹未通下。

拟再治以开郁降气，清热理嗽之剂。

**处方** 糖瓜蒌切碎二两　生石膏捣细一两　生赭石轧细五钱

生杭芍三钱　川贝母三钱　碎竹茹三钱　生蒡子捣碎三钱

共煎汤一大盅，温服。

**效果** 将药煎服一剂，大便通下，诸病皆愈，惟一日之间犹偶有咳嗽之时。

俾用川贝母细末和梨蒸食之，以善其后。

**说明** 凡用古人成方治病，其药味或可不动，然必细审其药之分量或加或减，俾与病机相宜。如麻杏甘石汤原方，石膏之分量仅为麻黄之两倍，而此证所用麻杏甘石汤则石膏之分量二十倍于麻黄矣。盖《伤寒论》之麻杏甘石汤原非为治喉证而设，今藉之以治喉证。原用麻黄以散风定喘，又因此证之喉肿太甚有碍呼吸，而方中犹用麻黄，原为行险之道，故麻黄仅用一钱，而又重用生石膏二两以监制之。且于临服药时先用刀开其患处，用针刺其少商与合谷，此所以于险中求稳也。

尝闻友人杨达夫言：有一名医深于《伤寒论》，自著有《注解伤寒论》之书行世。偶患喉证，自服麻杏甘石汤，竟至不起。使其用麻杏甘石汤时，亦若愚所用者如此加减，又何患喉证不愈乎？纵使服药不能即愈，又何至竟不起乎？由此知非古人之方误人。麻杏甘石汤原为发汗后及下后，汗出而喘，无大热者之的方，原未言及治喉证也。而欲藉之以治喉证，能勿将药味之分量为之加减乎？

尝总核《伤寒论》诸方，用于今日，大抵多稍偏于热，此非仲景之不善制方也。自汉季至今，上下相隔已一千六百余年，其天地之气化，人生之禀赋，必有不同之处。是以欲用古方，皆宜细为斟酌也。

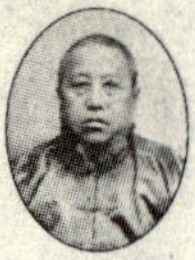



# 温病兼喉疼

胡珍簠，道尹，年五十四岁，原籍云南，寓天津一区，于仲秋感受温病兼喉疼证。

**病因**　子孙繁多，教养皆自经心。又兼自理家中细务，劳心过度，暗生内热。且日饮牛乳两次作点心，亦能助热。内热上潮，遂觉咽喉不利。至仲秋感受风温，陡觉咽喉作疼。

**证候**　表里俱觉发热，咽喉疼痛，妨碍饮食。心中之热时觉上冲，则咽喉之疼即因之益甚。周身酸懒无力，大便干燥。脉象浮滑而长，右关尤重按有力。舌上白苔满布。

**诊断**　此证脉象犹浮，舌苔犹白，盖得病甫二日，表证犹未罢也。而右关重按有力，且时觉有热上冲咽喉者，是内伤外感相并而为病也。

宜用重剂清其胃腑之热，而少佐以解表之品。表解里清，喉之疼痛当自愈矣。

**处方**　生石膏捣细四两　西药阿斯必林一瓦

单将生石膏煎汤一大盅，乘热将阿斯必林融化其中服之。

因阿斯必林之原质，存于杨柳皮津液中，实为酸凉解肌之妙药。与大量之石膏并用，服后须臾，其内伤、外感相并之热，自能化汗而解也。

**效果**　服后约半点钟，其上半身微似有汗，而未能遍身透出。迟一点钟，觉心中之热不复上冲，咽喉疼痛轻减，时在下午一点钟。至晚间临睡时，仍照原方再服一剂，周身皆得透汗，安睡一夜。翌晨，诸病若失矣。

胡珍簠君前清名进士，为愚民纪后初次来津之居停也。平素博极群书，对于医书亦恒素披阅。惟误信旧说，颇忌生用石膏。经愚为之解析，则豁然顿悟。是以一日之间共服生石膏八两而不

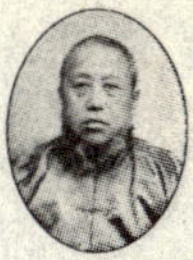



疑。经此番治愈之后，益信生石膏为家常必需之品。恒预轧细末数斤，凡家中人有心中觉热者，即用两许，煮水饮之。是以家中终岁鲜病者。

## 温病兼阴虚

高诚轩，邻村张马村人，年二十五岁，业农，于仲夏得温病。

**病因** 仲夏上旬，麦秋将至，远出办事，又欲急回收麦。长途趋行于烈日之中，辛苦殊甚，因得温病。其叔父鲁轩与其表叔毛仙阁皆邑中名医，又皆善治温病。二人共治旬日无效。盖因其劳力过甚，体虚不能托病外出也。

**证候** 愚诊视时，其两目清白，竟无所见。两手循衣摸床，乱动不休。谵语无伦，分毫不省人事。其大便从前滑泻。此时虽不滑泻，每日仍溏便一两次。脉象浮而无力，右寸之浮尤甚，两尺按之即无，一分钟数至一百二十至。舌苔薄黄，中心干而微黑。

**诊断** 诊视甫毕，鲁轩与仙阁问曰：视此病脉何如，尚可救否？答曰：此证两目清白无火，而竟无所见者，肾阴将竭也；其两手乱动不休者，肝风已动也。病势至此，危险已至极点。

幸喜脉浮，为病还在太阳。右寸浮尤甚，又为将汗之兆。其所以将汗而不汗者，人身之有汗，如天地之有雨。天地阴阳和而后雨，人身亦阴阳和而后汗。此证两尺脉甚弱，阳升而阴不应，是以不能作汗。

当用大滋真阴之品，济阴以应其阳，必能自汗。汗出则病愈矣。——然非强发其汗也。强发其汗，则汗出必脱。调剂阴阳，以听其自汁。是以汁出必愈也。

鲁轩曰：余临证二十年，遇若此证者不知凡几，未尝救愈一

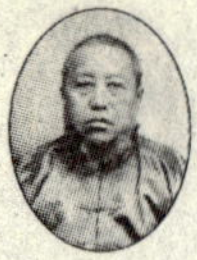



人。今君英俊青年（时年二十六），遇此等极险之证，慨然以为可救，若果救愈此子者，当更名再生矣。

遂促急为立方。

**处方** 熟怀地黄二两 生怀山药一两 玄参一两 大甘枸杞一两 甘草三钱 真阿胶四钱

药共六味，将前五味煎汤一大碗去渣，入阿胶融化，徐徐分数次温饮下。

**效果** 时当上午十点钟将药煎服，至下午两点钟将药服完。形状较前安静。再诊其脉，颇有起色。俾再用原方煎汤一大碗，陆续服之。至秉烛时，遍身得透汗，其病霍然愈矣。

此案曾载于《名医验案类编》。编辑主任何廉臣先生对于此案似有疑意，以为诚如案中所述病况，实为不可挽救之证也。故今将此案又登斯编。并细载临证时问答诸语，以征此案之事实。且其哲嗣仙庄，后从愚学医。今已行道津沽彰彰有声。其父偶与追述往事，犹不胜感激也。

**说明** 尝实验天地之气化，恒数十年而一变。医者临证用药，即宜随气化而转移。因病者所得之病已先随气转移也。愚未习医时，见医者治伤寒温病，皆喜用下药。见热已传里，其大便稍实者，用承气汤下之则愈。如此者约二十年。及愚习医学时，其如此治法者则恒多偾事。而愚所阅之医书，又皆系赵氏《医贯》、《景岳全书》、《冯氏锦囊》诸喜用熟地之书，即外感证亦多喜用之。愚之治愈此证，实得力于诸书之讲究。而此证之外，又有重用熟地治愈寒温之坏证诸多验案（三期六卷白虎加人参以山药代粳米汤后，载有数案可参观）。此乃用药适与时会，故用之有效也。且自治愈此证之后，仙阁、鲁轩二君，深与愚相契。亦仿用愚方而治愈若干外感之虚证，而一变其从前之用药矣。

后至愚年过四旬，觉天地之气化又变：病者多系气分不足，或气分下陷，外感中亦多兼见此证，即用白虎汤时多宜加人参方

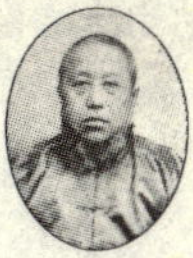



效。其初得外感应发表时，亦恒为加黄芪方效。如是者又有年。

乃自民纪十稔以来，病多亢阳，宜用大剂凉润之药济阴以配其阳。其外感实热之证，多宜用大剂白虎汤，更佐以凉润之品。且人脏腑之气化多有升无降，或脑部充血，或夜眠不寐，此皆气化过升之故，亦即阳亢无制之故。治之者宜镇安其气化，潜藏其阳分，再重用凉润之药辅之，而病始可治。此诚以天地之气化又有转移，人所生之病即随之转移，而医者之用药自不得不随之转移也。

由此悟：自古名医所著之书，多有所偏者，非偏也。其所逢之时，气化不同也。愚为滥竽医界者已五十年，故能举生平之所经历而细细陈之也。

## 温病兼喘胀

邑中牛留里，王义源君之女，年十五岁，于仲春得温病久不愈。

**病因** 仲春上旬，感受风温。医者诊治失宜，迁延旬余，病益增剧。医者诿为不治，始延愚儿诊视。

**证候** 心下胀满甚剧，喘不能卧。自言心中干甚，似难支持。其舌苔白而微黄。小便赤少。大便从前滑泻，此时虽不滑泻，然仍每日下行。脉搏一息五至强，左部弦而有力，右部似大而有力，然皆不任重按。

**诊断** 此其温病之热，本不甚剧。因病久真阴亏损，致小便不利。所饮之水停于肠胃则胀满，迫于心下则作喘。其心中自觉干甚，固系温病之热未清，亦足征其真阴亏损，阴精不能上奉也（《内经》谓阴精上奉，其人寿）。

当滋其真阴，利其小便。真阴足则以水济火，而心中自然不干；小便利则水从下消，而胀满喘促自愈。至于些些温病之余

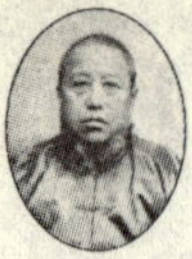



热，亦可皆随小便泻出而不治自愈矣。

**处方** 鲜白茅根去净皮及节间细根六两锉碎

用水三大碗，煎一沸。俟半点钟，视其茅根若不沉水底，再煎一沸，至茅根皆沉水底，其汤即成。去渣当茶，徐徐温饮之。

**效果** 如法煎饮茅根两日，其病霍然痊愈。

盖白茅根凉润滋阴，又善治肝肾有热、小便不利。且具有发表之性，能透温病之热外出。一药而三善备，故单用之而能立建奇功也。然必削取鲜者用之，且复如此煎法（过煎则无效）方能有效。

凡药之性，能利水者多不能滋阴，能下降者多不能上升，能清里者多不能达表。惟茅根既善滋阴，又善利水；既善引水气下行，又善助肾阴上升。且内清脏腑之热，外托肌表之邪，而尤善清肺利痰定其喘逆。盖凡物体之中空者皆象肺，茅根不但中空，其周围爿上又有十二小孔。是其中空象肺叶，而其爿上之小孔又象肺叶上之通气小管也。因其形与肺肖，是以此证之病兼喘者服之亦愈也。

## 温病兼虚热

邑城东赵家庄，刘氏女，年十五岁，于季春患温病久不愈。

**病因** 因天气渐热，犹勤纺织。劳力之余，出外乘凉，有汗被风，遂成温病。

**证候** 初得周身发热，原宜辛凉解肌，医者竟用热药发之。汗未出而热益其，心中亦热而且渴。此时若用大剂白虎加人参汤清之，病亦可愈。而又小心不敢用，惟些些投以凉润小剂。迁延二十余日，外感之热似渐退。然午前稍轻而午后则仍然灼热，且多日不能饮食，形体异常清瘦。左脉弦细无根，右部关脉稍实，一息六至。舌苔薄而微黄，毫无津液。大便四五日一行，颇

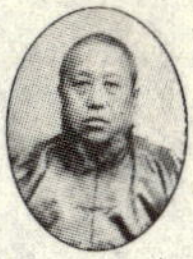



干燥。

**诊断** 此因病久耗阴，阴虚生热，又兼外感之热留滞于阳明之腑未尽消也。

当以清外感之热为主，而以滋补真阴之药辅之。

**处方** 生石膏捣细一两 野党参三钱 生怀地黄一两
生怀山药一两 生杭芍四钱 滑石三钱 甘草三钱

共煎汤一大盅，分两次温服下。

**复诊** 将药煎服两剂后，外感之热已退，右关脉已平和，惟过午犹微发热。

此其阴分犹虚也。当再滋补其阴分。

**处方** 玄参一两 生怀山药一两 甘枸杞大者五钱 生杭芍五钱
滑石二钱 熟地黄一两 生鸡内金黄色的捣一钱 甘草二钱

共煎一大盅，分两次温服。

**效果** 日服药一剂，连服三日，灼热痊愈。

**说明** 按：此方于大队滋阴药中犹少加滑石者，恐外感之热邪未尽，引之自小便出也。愚凡治外感之热兼有虚热者，恒生山药与滑石并用。泻热补虚，一举两得。至上有外感燥热而下焦复滑泻者，用之以清热止泻（宜各用一两），尤屡次奏效。二药相伍，原有化合之妙用。若再加芍药、甘草，即拙拟之滋阴清燥汤，载于三期五卷，可参观也。

## 温病兼吐血

沧州大西门外，吴姓媪，年过七旬，偶得温病兼患吐血。

**病因** 年岁虽高，家庭事务仍自操劳，因劳心过度，心常发热。时当季春，有汗受风，遂得温病，且兼吐血。

**证候** 三四日间，表里俱壮热。心中热极之时恒吐血一两口，急饮新汲井泉水其血即止。舌苔白厚欲黄，大便三日未行。

脉象左部弦长，右部洪长，一息五至。

**诊断** 此证因家务劳心过度，心肝先有蕴热。又兼外感之热传入阳明之府。两热相并，逼血妄行，所以吐血。然其脉象火热虽盛，而正犹不虚。虽在高年，知犹可治。

其治法当以清胃腑之热为主，而兼清其心肝之热。俾内伤外感之热俱清，血自不吐矣。

**处方** 生石膏轧细三两 生怀地黄一两五钱 生怀山药一两
生杭芍一两 知母三钱 甘草三钱 乌犀角一钱五分
广三七轧细二钱

共药八味。将前六味，煎汤三盅。犀角另煎汤半盅。和匀，分三次温服下。每服药一次，即送服三七末三分之一。

**效果** 将药三次服完，血止热退，脉亦平和，大便犹未通下。

俾煎渣再服，犀角亦煎渣取汤，和于汤药中服之。大便通下，痊愈。

**说明** 愚平素用白虎汤，凡年过六旬者必加人参。此证年过七旬而不加人参者，以其证兼吐血也。为不用人参，所以重用生山药一两，取其既能代粳米和胃，又可代人参稍补益其正气也。

## 温病兼冲气上冲

郑伯恕，奉天裕盛铭印书局经理，年五十二岁，于季春得温病，兼冲气自下上冲。

**病因** 其人素有痰饮。偶有拂意之事，肝火内动，其冲气即挟痰饮上涌，连连呕吐痰水。季春之时，因受感冒成温病。温热内传，触动冲气又复上冲。

**证候** 表里俱壮热，嗜饮凉水。痰涎上泛，屡屡咳吐，呃逆哕气，连连不除，两胁作胀。舌苔白厚，而中心微黄。大便三日

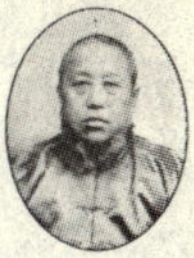



未行。其脉左部弦硬而长，右部洪滑而长，皆重按有力。

此温病之热，已入阳明之腑，又兼肝火挟冲气上冲也。是以其左脉弦硬，为肝火炽盛；其弦硬而长即为冲脉上冲之现象也。其右脉洪滑，为温热已入阳明胃腑；其洪滑而长，亦冲气上冲之现象也。因冲脉虽居于上，而与阳明、厥阴皆有连带之关系也。

欲治此证，当重用白虎汤以清阳明之热，而以泻肝降冲理痰之品辅之。

**处方** 生石膏捣细三两　生赭石轧细一两　生龙骨捣碎八钱　生牡蛎捣碎八钱　白知母八钱　生杭芍六钱　清半夏三钱　厚朴钱半　甘草二钱　粳米四钱

共煎汤三盅，分三次温饮下。

**效果** 将药分三次服完，热退气平，痰涎亦减十之七八，脉象亦近平和。其大便犹未通下。

遂即原方将石膏、龙骨、牡蛎各减半，再煎服一剂。大便通下，病痊愈。

方书用石膏，未有与赭石并用者。即愚生平用石膏亦未尝与赭石并用，恐其寒凉之性与赭石之重坠者并用，而直趋下焦也。然遇有当用之病则病当之，非人当之。有如此证，不重用石膏，则阳明之大热不除；不重用赭石，则上逆之冲气莫制。此所以并用之而无妨碍也。——设若此证，但阳明热实而无冲气上逆。服此药后其大便当即通下，或更至于滑泻，而阳明胃腑之热转难尽消。为其兼有冲气上逆，故必俟服之第二剂大便始能通下。此正所谓病当之、非人当之之明征也。

龙骨、牡蛎之性，皆善镇肝敛冲。以之治痰，原非所长。而陈修园谓龙骨、牡蛎同用，能引逆上之火、泛滥之水下归其宅，为治痰之神品。其所谓痰，皆逆上之火、泛滥之水所成。即此证之冲气上冲、痰饮上泛者是也。是以方中龙骨、牡蛎各重用八钱，辅翼赭石以成降逆消痰之功，而非可泛以之治痰也。至于二

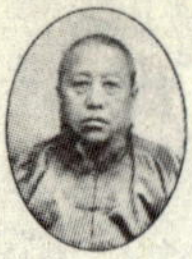


药必生用者，非但取其生则性凉能清热也。《伤寒·论太阳篇》用龙骨、牡蛎者三方，皆表证未罢。后世解者谓：龙骨、牡蛎，敛正气而不敛邪气，是以仲师于表证未罢者亦用之。然三方中之龙骨、牡蛎下皆未注有煅字，其生用可知，虽其性敛正气不敛邪气，若煅之则其性过涩，亦必于外感有碍也。且煅之则其气轻浮，不能沉重下达，以镇肝敛冲更可知矣。

# 疟疾门

## 疟疾兼阴虚

吴元跻，天津华新纺纱厂理事，常州人，年三十二岁，于仲秋病疟久不愈。

**病因** 厂中作工，歇人不歇机器，轮流恒有夜班。暑热之时，彻夜不眠，辛苦有火，多食凉物。入秋，遂发疟疾。

**证候** 其疟初发时，寒热皆剧，服西药金鸡纳霜治愈。旬日疟复发如前，又服金鸡纳霜治愈。七八日疟又发，寒轻热重，服金鸡纳霜不愈，服中药治疟汤剂亦不愈。迁延旬余，始求为诊治。自言疟作时发热固重，即不发疟之日身亦觉热。其脉左右皆弦而无力，数逾五至。

知其阴分阳分俱虚，而阴分之虚尤甚也。

此当培养其气血，而以治疟之药辅之。

**处方** 玄参一两　知母六钱　天冬六钱　潞参三钱
何首乌三钱　炙鳖甲三钱　常山酒炒钱半　柴胡钱半
茵陈钱半　生姜三钱　大枣三个擘开



此方于发疟之前一夕煎服。翌晨，煎渣再服。又于发疟之前

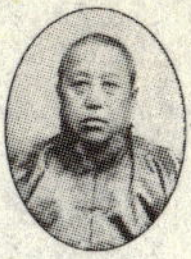



四点钟，送服西药盐酸规尼涅（即金鸡纳霜，以盐酸制者）半瓦。

**效果** 将药如法服之。一剂，疟即不发。而有时身犹觉热，脉象犹数。

知其阴分犹虚也，俾用玄参、生怀山药各一两，生姜三片，大枣三枚，同煎服，以服至身不发热时停服。

## 疟疾兼脾胀

张宝华，住天津特别一区，年十九岁，习英文学生，于孟秋病疟，愈而屡次反复。

**病因** 其人性笃于学。当溽暑放假之时，仍自补习功课，劳心过度。又复受热过度，兼又多食瓜果以解其热。入秋，遂发疟疾。

**证候** 自孟秋中旬病疟，服西药规尼涅治愈。后旬日反复，又服规尼涅治愈。后又反复，服规尼涅无效。以中药治愈，隔旬余病又反复。服中西药皆无效，因来社求治于愚。其脉洪滑而实，右部尤甚。自觉心中堵塞满闷，常觉有热上攻。其病疟时则寒热平均，皆不甚剧。其大便四日未行。

**诊断** 此胃间积有热痰，又兼脾作胀也。方书谓：久疟在肋下，结有硬块，名疟母。其块不消，疟即不愈。而西人实验所结之块确系脾脏胀大。此证之自觉满闷，即脾脏胀大也。

又，方书谓：无痰不作疟。是以治疟之方多用半夏、常山以理其痰。此证之自觉满闷且堵塞，又时有热上攻，实为热痰充塞于胃脘也。

治之者宜消其脾之胀大，清其胃之热痰，兼以治疟之品辅之。且更可因其大便不通，驱逐脾之病下行，自大便泻出。其病疟之根柢可除矣。

**处方** 川大黄四钱 生鸡内金黄色的捣三钱 清半夏三钱

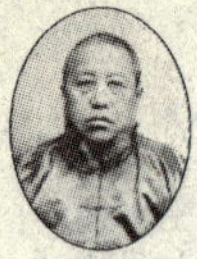


常山酒炒钱半　柴胡钱半　茵陈钱半　甘草钱半
净芒硝钱半

共药八味，将前七味煎汤一盅，冲芒硝服之。其疟每日一发，在下午七点钟。宜于午前早将药服下。至午后两三点钟时，再服西药盐酸规尼涅（即金鸡纳霜，以盐酸制者）半瓦。

**效果**　前午十点钟将药服下。至午后一点时，下大便两次，其心中已不觉闷热堵塞。迟至两点将西药服下，其日疟遂不发。

俾再用生怀山药一两，熟莱菔子二钱，生鸡内金钱半煎汤，日服一剂。连服数日，以善其后。

## 疟疾兼暑热

天津鼓楼东，徐姓媪，年近五旬，于季夏得疟疾。

**病因**　勤俭持家，中馈事多躬操。且宅旁设有面粉庄，其饭亦由家出。劳而兼暑，遂至病疟。

**证候**　其病间日一发，先冷后热，其冷其轻，其热甚剧。恶心懒食，心中时常发热，思食凉物。其脉左部弦硬，右部洪实。大便干燥，小便赤涩。屡次服药无效。

**诊断**　此乃肝胆伏有疟邪，胃腑郁有暑热，暑热疟邪相并而为寒热往来。然寒少热多，此方书所谓阳明热疟也。

宜祛其肝胆之邪，兼清其胃腑之热。

**处方**　生石膏研细一两

均分，作三包。其未发疟之日，头午用柴胡二钱煎汤送服一包。隔半日许再用开水送服一包，至次日前发疟五小时，再用生姜三钱煎汤送服一包。

**效果**　将药按期服完后，疟疾即愈，心中发热懒食亦愈。

盖石膏善清胃热，兼能清肝胆之热。初次用柴胡煎汤送服者，所以和解少阳之邪也。至三次用生姜煎汤送服者，是防其疟

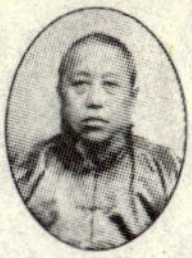



疾将发与太阳相并而生寒也。

## 疟痢兼证

刘星垣，天津津浦路机械厂中工师。年三十二岁，于季秋患疟、又兼下痢。

**病因** 因军事繁多，需车孔亟，机轮坏处，须得急速收拾。忙时恒彻夜不眠，劳苦过甚，遂至下痢，继又病疟。

**证候** 其痢赤白参半，一昼夜十余次，下坠腹疼。其疟间日一发，寒轻热重。其脉左右皆有弦象，而左关独弦而有力。

**诊断** 此证之脉，左右皆弦者，病疟之脉，大抵如此。其左关独弦而有力者，其病根在肝胆也。为肝胆有外受之邪，是以脉现弦象而病疟；为其所受之邪为外感之热邪，是以左关脉象弦而有力；其热下迫肠中而下痢。

拟清肝胆之热，散其外感之邪，则疟痢庶可同愈。

**处方** 生杭芍一两　山楂片三钱　茵陈二钱　生麦芽二钱　柴胡钱半　常山酒炒钱半　草果捣碎钱半　黄芩钱半　甘草二钱　生姜三片

煎汤一大盅，于不发疟之日晚间服之。翌晨，煎渣再服一次。

**效果** 将药如法服后，疟痢皆愈。又为开生怀山药一两、生杭芍三钱、黄色生鸡内金一钱，俾日煎服一剂，以滋阴、培气、化瘀。连服数日，以善其后。

# 霍乱门

## 霍乱兼转筋

王格言，盐山人，年三十八岁，在天津南开开外义聚成铁工厂，于冬季得霍乱证。

**病因** 厂中腊底事务烦杂，劳心过度，暗生内热。又兼因怒，激动肝火。怒犹未歇，遽就寝睡。至一点钟时，觉心中扰乱，腹中作疼。移时，则吐泻交作，遂成霍乱。

**证候** 心中发热而渴，恶心怔忡，饮水须臾即吐。腹中时疼时止，疼剧时则下泻，泻时异常觉热。偶有小便，热亦如斯。有时两腿筋转，然不甚剧。具脉象无力，却无闭塞之象。

**诊断** 霍乱之证，恒有脉象无火而其实际转大热者。即或脉闭身冷显露寒凉之象，亦不可遽以凉断。此证脉象不见有热，而心中热而且渴，二便尤甚觉热，其为内蕴实热无疑。至其脉不见有热象者，以心脏因受毒麻痹，而机关之启闭无力也。

拟用大剂寒凉清其内热，而辅以解毒消菌之品。

**处方** 生石膏捣细三两　生杭山药八钱　清半夏温水淘三次五钱
生怀山药五钱　嫩竹茹碎的三钱　甘松二钱　甘草三钱

共煎汤三盅，分三次温服下。每次送服卫生防疫宝丹五十粒。方载后方中。

甘松亦名甘松香，即西药中之缬草也。《纲目》谓：马氏《开宝本草》载其主恶气，卒心腹痛满。西人谓其善治转筋，是以为治霍乱要药。且其性善熏劳瘵，诚有解毒除菌之力也。

**复诊** 将药分两次服完，吐泻、腹疼、转筋诸证皆愈。惟心

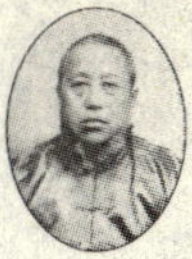



中犹觉热作渴，二便仍觉发热。诊其脉，较前有力，显呈有火之象。——盖其心脏至此已不麻痹，启闭之机关灵活，是以脉象变更也；其犹觉热与渴者，因系余火未清，而吐泻之甚者最足伤阴。阴分伤损，最易生热，且善作渴。

此不可但治以泻火之凉药也，拟兼投以大滋真阴之品。

**处方** 生怀山药一两　大甘枸杞一两　北沙参一两

离中丹五钱

药共四味，将前三味煎汤一大盅，送服离中丹一半。迟四点钟，再将药渣煎汤一大盅，送服其余一半。离中丹载虚劳喘嗽门叶案中。

**效果** 将药分三次服完，热退渴止，病遂痊愈。

**说明** 霍乱之证，原阴阳俱有。然愚五十年经验以来，知此证属阳，而宜治以凉药者十居其八；此证属阴，而宜治以热药者十居其一；此证属半阴半阳，当凉热之药并用，以调剂其阴阳者，又十居其一。而后世论者，恒以《伤寒论》所载之霍乱为真霍乱，至于以凉药治愈之霍乱，皆系假霍乱，不知《伤寒论》对于霍乱之治法亦非专用热药也。

有如其篇第七节云，霍乱头痛，发热，身疼痛，热多，欲饮水者，五苓散主之；寒多，不用水者，理中丸主之。夫既明言热多寒多，是显有寒热可分也。虽所用之五苓散中亦有桂枝而分量独轻，至泽泻、茯苓、猪苓其性皆微凉，其方原不可以热论也。且用显微镜审察此病之菌，系弯曲杆形。是以此证无论凉热，惟审察其传染之毒菌，现弯曲杆形即为霍乱无疑也。至欲细审此病之凉热百不失一，当参观三期七卷霍乱门，及五期六卷论霍乱治法篇，自能临证无误。

卫生防疫宝丹方：粉甘草细末十两，细辛细末两半，香白芷细末一两，薄荷冰细末三钱，樟脑所升冰片细末二钱，镜面朱砂三两。将前五味共和水，泛为丸，如薏米粒大，晾干（忌晒），将

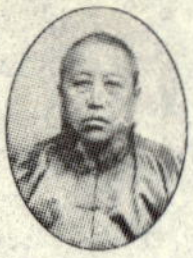



朱砂研细为衣，勿令余剩，瓶贮密封。以治霍乱宜服八十粒。不效，迟两三点钟可再服八十粒。无论霍乱凉热，服之皆宜。

## 霍乱吐泻

天津荣业大街，李姓媪，年过六旬，于仲夏得霍乱证。

**病因** 天气炎热，有事出门，道途受暑。归家又复自饮，多受碳气，遂病霍乱。

**证候** 恶心呕吐，腹疼泄泻。得病不过十小时，吐泻已十余次矣。其手足皆凉，手凉至肘，足凉至膝，心中则觉发热。其脉沉细欲无，不足四至。

**诊断** 此霍乱之毒菌随溽暑之热传入脏腑也。其心脏受毒菌之麻痹，跳动之机关将停，是以脉沉细且迟；其血脉之流通无力，不能达于四肢，是以手足皆凉；其毒菌侵入肠胃，俾肠胃之气化失和，兼以脏腑之正气与侵入之邪气互相格拒，是以恶心腹疼，吐泻交作；其心中发热者固系夹杂暑气，而霍乱之属阳者，即不夹杂暑气，亦恒令人心中发热也。

此宜治以解毒清热之剂。

**处方** 卫生防疫宝丹百六十粒　离中丹四钱　益元散四钱

先将卫生防疫宝丹分三次用开水送服，约半点多钟服一次。服完三次，其恶心腹疼当愈，呕吐泄泻亦当随愈。愈后若仍觉心中热者，再将后二味药和匀，亦分三次用开水送服。每一点钟服一次，热退者不必尽服。离中丹见前。

**效果** 将卫生防疫宝丹分三次服完，果恶心、呕吐、腹疼、泄泻皆愈。而心中之热，未见轻减。

继将离中丹、益元散和匀，分三次服完，其热遂消，病痊愈。

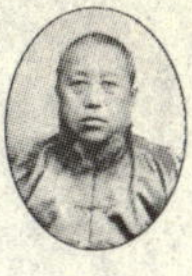



# 霍乱脱证

辽宁小南关，寇姓媪，年过六旬，得霍乱脱证。

**病因** 孟秋下旬染霍乱，经医数人调治两日，病势垂危，医者辞不治。其家人来院恳求往为诊治。

**证候** 其证从前吐泻交作，至此吐泻全无。奄奄一息，昏昏似睡，肢体甚凉，六脉全无。询之，犹略能言语，惟觉心中发热难受。

**诊断** 此证虽身凉脉闭，而心中自觉发热，仍当以热论。其所以身凉脉闭者，因霍乱之毒菌窜入心脏，致心脏行血之机关将停，血脉不达于周身，所以内虽蕴热而仍身凉脉闭也。

此当用药消其毒菌，清其内热，并以助心房之跳动，虽危险仍可挽回。

**处方** 镜面朱砂钱半　粉甘草细面一钱　冰片三分　薄荷冰二分

共研细末，分作三次服，病急者四十分钟服一次，病缓者一点钟服一次，开水送下。

**复诊** 将药末分三次服完，心热与难受皆愈强半。而脉犹不出，身仍发凉。知其年过花甲，吐泻两日，未进饮食，其血衰惫已极，所以不能鼓脉外出以温暖于周身。

**处方** 野台参一两　生怀地黄一两　生怀山药一两　净萸肉八钱
甘草蜜炙三钱

煎汤两大盅，分两次温服下。

**方解** 方中之义，用台参以回阳，生怀地黄以滋阴，萸肉以敛肝之脱（此证吐泻之始，肝木助邪侮土，至吐泻之极，而肝气转先脱），炙甘草以和中气之漓。至于生山药，其味甘性温，可助台参回阳；其汁浆稠润，又可助地黄滋阴。且此证胃中毫无谷气，又可藉之以培养脾胃，俾脾胃运化诸药有力也。

**效果** 将药两次服完，脉出，周身亦热。惟自觉心中余火未清。

知其阴分犹亏不能潜阳也。又用玄参、沙参、生山药各六钱，煎汤服下，病遂痊愈。

**说明** 此证初次所服之药末，原名急救回生丹。载在三期七卷霍乱门。因民纪八稔孟秋霍乱盛行，时在辽宁立达医院。拟得此方，登报广告。凡用此方者皆愈。时桓仁友人袁霖普，为河北故城县尹，用此方施药二百六十剂，即救愈二百六十人。复将此方遍寄河北、山东各县署，又呈明省长，登于《北洋公报》。次年河北南半省又有霍乱证，复为寄去卫生防疫宝丹（见前王案中），袁君按方施药六大料，救愈千人。又将其方传遍各处，呈明省长及警务处长，登之《北洋公报》，袁君可为好行其德者矣。大抵前方治霍乱阳证最宜，后方则无论阴阳证及阴阳参半之证，用之皆效。

## 霍乱暴脱证

邑北境故城县，刘氏妇，年近四旬，得霍乱暴脱证。

**病因** 受妊五六个月，时当壬寅秋令，霍乱盛行，因受传染，吐泻一昼夜，病似稍愈，而胎忽滑下。自觉精神顿散，心摇摇似不能支持。时愚在其邻村训蒙，遂急延为诊视。

**证候** 迨愚至，欲为诊视，则病势大革，殓服已备着于身，将舁诸床，病家辞以不必入视。愚曰：此系暴脱之证，一息尚存，即可挽回。遂入视之：气息若无，大声呼之亦不知应。脉象模糊如水上浮麻，莫辨至数。

**诊断** 此证若系陈病状况，至此定难挽回。惟因霍乱吐泻已极，又复流产，则气血暴脱，故仍可用药挽救。夫暴脱之证，其所脱者元气也。凡元气之上脱必由于肝（所以人之将脱者，肝风先动），

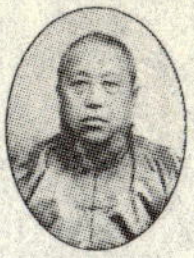



当用酸敛之品直趋肝脏以收敛之，即所以堵塞元气上脱之路，再用补助气分之药辅之。虽病势垂危至极点，亦可挽回性命于呼吸之间。

**处方** 净杭萸肉二两 野党参一两 生怀山药一两

共煎汤一大盅，温服。

方虽开就而药房相隔数里，取药迫不及待。幸其比邻刘翁玉珍是愚表兄，有愚所开药方，取药二剂未服，中有萸肉共六钱，遂急取来暴火煎汤灌之。

**效果** 将药徐徐灌下。须臾，气息稍大，呼之能应。又急煎渣灌下，较前尤明了。问其心中何如，言甚难受。其音惟在喉间，细听可辨。须臾药已取到，急煎汤两茶杯，此时已自能服药。俾分三次温服下，精神顿复，可自动转。

继用生山药细末八钱许，煮作茶汤，调以白糖，令其适口，当点心服之，日两次。如此将养五六日以善其后。

**说明** 按：人之气海有二，一为先天之气海，一为后天之气海。《内经》论四海之名，以膻中（即膈上）为气海，所藏者大气，即宗气也；养生家及针灸家皆以脐下为气海，所藏者元气，即养生家所谓祖气也。此气海之形状，若倒提鸡冠花形，纯系脂膜结成而中空（剖解猪腹者，名之为鸡冠油），肝脏下垂之脂膜与之相连。是以元气之上行，原由肝而敷布。而元气之上脱，亦即由肝而疏泄也（《内经》谓肝主疏泄）。惟重用萸肉以酸敛防其疏泄，藉以堵塞元气上脱之路，而元气即可不脱矣。

所最足明征者，若初次即服所开之方以治愈此证，鲜不谓人参之功居多。乃因取药不及，遂单服萸肉，且所服者只六钱即能建此奇功。由此知萸肉救脱之力，实远胜人参。盖人参以救元气之下脱犹足恃，而以救元气之上脱，若单用之转有气高不返之弊（说见喻氏《寓意草》），以其性温而兼升也。至萸肉则无论上脱下脱，用之皆效。盖元气之上脱由于肝，其下脱亦由于肝。诚以肝能为肾行气（《内经》谓肝行肾之气），即能泻元气自下出也。为其下脱亦由于肝，故亦可重用萸肉治之也。

**或问：**同为元气之脱，何以辨其上脱下脱？

**答曰：**上脱与下脱，其外现之证可据以辨别者甚多。今但即脉以论，如此证脉若水上浮麻，此上脱之征也。若系下脱，其脉即沉细欲无矣。且元气上脱下脱之外，又有所谓外脱者，周身汗出不止者是也。萸肉最善敛汗，是以萸肉亦能治之。三期一卷来复汤后载有治验之案数则，可参观也。

# 妇女科

## 怀妊受温病

长安县尹，何麟皋君夫人，年三十二岁，受妊五月，于孟秋感受温病。

**病因**　怀妊畏热，夜眠当窗，未上窗幔，自窗纱透风，感冒成温。

**证候**　初病时调治失宜，温热传里，阳明腑实。延医数人皆言病原当用大凉之药，因怀妊实不敢轻用。继延愚为诊视，见其面红气粗，舌苔白厚，中心已黄，大便干燥，小便短赤。诊其脉，左右皆洪滑而实，一息五至强。

**诊断**　据此证状脉象观之，不但阳明胃腑之热甚实，即肝胆之热亦甚盛。想其未病之前必曾怒动肝火，若不急清其热，势将迫血妄行，危险即在目前。

病家曰：先生之言诚然。今听先生用药。不知可保无虞否？答曰：此当治以白虎加人参汤。以白虎汤解其热，加参以保其

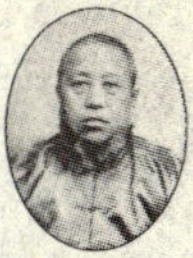



胎。听吾用药，可保万全无虞。病家闻此旨，深相信服。遂为疏方，俾急服之。

**处方** 生石膏捣细三两 野党参四钱 生怀地黄一两 生怀山药一两 生杭芍五钱 甘草三钱

共煎汤三盅，分三次温服下。

**方解** 按：此方虽非白虎加人参汤原方，而实以生地黄代知母，以生山药代粳米，而外加芍药也。盖知母、地黄同能滋阴退热，而知母性滑，地黄则饶有补肾之力（八味丸中干地黄即药房中之生地黄）；粳米与山药皆有浓汁能和胃，而粳米汁浓而不黏，山药之汁浓而且黏，大有固肾之力。如此通变原方，自于胎妊大有益也。外加芍药者，欲藉之以清肝胆之热也。

**复诊** 将药分三次服完，翌日午前大便通下一次。热已退十之七八，脉象已非洪实，仍然有力，心中仍觉发热。

拟再用凉润滋阴之品清之。

**处方** 玄参一两 生怀地黄一两 天花粉五钱 生杭芍五钱 鲜茅根四钱 甘草二钱

共煎汤两盅，分两次温服下。

**效果** 将药煎服两剂，病遂霍然痊愈。

**说明** 凡外感有热之证，皆右部之脉盛于左部之脉。至阳明腑实之证，尤必显然于右部见之。因胃腑之脉原候于右关也。今此证为阳明腑实，其右部之脉洪滑而实，宜矣。而左部之脉亦现此象，是以知其未病之先肝中先有郁热，继为外感之热所激，则勃然发动，而亦现洪滑而实之脉象也。

## 受妊呕吐

天津一区，王氏妇，年二十六岁，受妊后，呕吐不止。

**病因** 素有肝气病，偶有拂意，激动肝气，恒作呕吐。至受

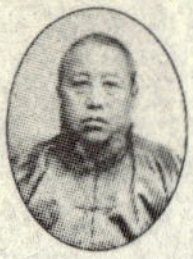



妊后，则呕吐连连不止。

**证候**　受妊至四十日时，每日必吐，然犹可受饮食。后则吐浸加重。迨至两月以后，勺水不存。及愚诊视时，不能食者已数日矣。困顿已极，不能起床。诊其脉，虽甚虚弱，仍现滑象，至数未改，惟左关微浮，稍似有力。

**诊断**　恶阻呕吐，原妊妇之常。兹因左关独浮而有力，知系肝气、胆火上冲，是以呕吐特甚。

有谓恶阻呕吐虽甚剧无碍者，此未有阅历之言。愚自行道以来，耳闻目睹，因此证偾事者已有多人，甚勿忽视。

此宜急治以镇肝降胃之品，不可因其受妊而不敢放胆用药也。

**处方**　生赭石轧细两半　潞党参三钱　生怀山药一两
生怀地黄八钱　生杭芍六钱　大甘枸杞五钱
净萸肉四钱　青黛三钱　清半夏六钱

药共九味，先将半夏用温水淘三次，将矾味淘净。用作饭小锅煮取清汤一盅，调以面粉煮作茶汤，和以白糖令其适口，服下其吐可止。再将余药八味煎汤一大盅，分三次温服。

**复诊**　将药连服两剂，呕吐即止。精神气力稍振，可以起坐。其脉左关之浮已去，六部皆近和平。惟仍有恶心之时，懒于饮食。

拟再治以开胃理肝，滋阴清热之剂。

**处方**　生怀山药一两　生杭芍五钱　冬瓜仁捣碎四钱
北沙参四钱　碎竹茹三钱　净青黛二钱　甘草二钱

共煎汤一大盅，分两次温服下。

**效果**　将药连服三剂，病遂痊愈，体渐复原，能起床矣。

**或问**：赭石《别录》称其能坠胎，原为催生要药，今重用之以治恶阻呕吐，独不虑其有坠胎之弊乎？

**答曰**：《别录》谓其能坠胎者，为赭石之质重坠，可坠已成

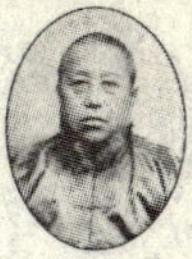



形之胎也。若胎至五六月时诚然忌之。若在三月以前之胎，虽名为胎，不过血脉一团凝聚耳。此时惟忌用破血之品，而赭石毫无破血之性。且《本经》谓治赤沃漏下，李氏《纲目》谓治妇人血崩，则其性可知。且其质虽重坠，不过镇降其肝胃上逆之气使归于平。是重坠之力上逆之气当之，即病当之非人当之也。况又与潞参、萸肉、山药诸补益之药并用，此所谓节制之师，是以战则必胜也。

## 怀妊得温病兼痰喘

天津北阁西，董绍轩街长之夫人，年三十四岁，怀妊，感受温病兼有痰作喘。

**病因** 受妊已逾八月，心中常常发热。时当季春，喜在院中乘凉，为风袭，遂成此证。

**证候** 喘息有声，呼吸迫促异常，昼夜不能少卧。心中烦躁，舌苔白厚欲黄。左右寸脉皆洪实异常，两尺则按之不实，其数八至。大便干燥，小便赤涩。

**诊断** 此证前因医者欲治其喘，屡次用麻黄发之，致其元气将脱。又兼外感之热，已入阳明。其实热与外感之气相并上冲，是以其脉上盛下虚，喘逆若斯迫促。脉七至即为绝脉，今竟八至恐难挽回。欲辞不治，而病家再三恳求。

遂勉为拟方。以清其热、止其喘，挽救其气化之将脱。

**处方** 净萸肉一两　生怀地黄一两　生龙骨捣碎一两

生牡蛎捣碎一两

将四味煎汤，送服生石膏细末三钱。迟五点钟若热犹不退。煎渣再服，仍送服生石膏细末三钱。

**复诊** 服药头煎、次煎后，喘愈强半，遂能卧眠。迨至黎明，胎忽滑下，且系死胎。再诊其脉，较前更数，一息九至，然不若从前之滑实，而尺脉则按之即无。其喘似又稍剧，其心中烦躁依旧，且觉怔忡，不能支持。

此乃肝肾阴分大亏，不能维系阳分而气化欲涣散也。

当峻补肝肾之阴，兼清外感未尽之余热。

**处方**　生怀山药六两　玄参两半　熟鸡子黄捻碎六个

真西洋参捣为粗末二钱

先将山药煎十余沸，再入玄参、鸡子黄，煎汤一大碗，分多次徐徐温饮下。每饮一次，送服洋参末少许。饮完再煎渣取汤，接续饮之。洋参末亦分多次送服，勿令余剩。

国产之参，皆有热性。惟西洋参则补而不热，以治温热病气分虚者甚宜。然此参伪者极多，其性甚热，误用之足以偾事。惟其皮色黄，皮上皆系横纹，密而且细，其质甚坚者方真。若无真西洋参，可权用潞党参代之。剪成小块，用药汤送服。

**三诊**　翌日，又为诊视：其脉已减去三至为六至，尺脉按之有根，知其病已回生。问其心中，已不怔忡，惟其心中犹觉发热。

此非外感之热，乃真阴未复之热也。当纯用大滋真阴之品以复其阴。

**处方**　玄参三两　生怀山药两半　当归四钱

真西洋参捣为粗末二钱

将前三味，共煎汤一大碗，分多次温饮下。每饮一次，送服洋参末少许。

**四诊**　前方服一剂，心中已不觉热，惟腹中作疼。问其恶露，所下甚少。

当系瘀血作疼。治以化瘀血之品，其疼当自愈。

**处方**　生怀山药一两　当归五钱　怀牛膝五钱

生鸡内金黄色的捣二钱　桃仁二钱　红花钱半

真西洋参捣为粗末二钱

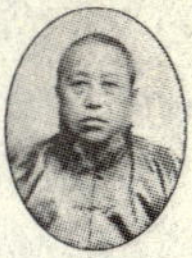



将前六味共煎汤一大盅，送服洋参末一半。至煎渣服时，再送服余一半。

**效果** 前方日服一剂，服两日病遂痊愈。

**或问：**他方用石膏皆与诸药同煎，此证何以独将石膏为末送服？

**答曰：**石膏原为石质重坠之品，此证之喘息迫促，呼吸惟在喉间，分毫不能下达，几有将脱之势。石膏为末服之，欲借其重坠之力以引气下达也。且石膏末服，其退热之力一钱可抵半两。此乃屡经自服以试验之，而确能知其如斯。此证一日服石膏末至六钱，大热始退。若用生石膏三两，同诸药煎汤，病家将不敢服。此为救人计，不得不委曲以行其术也。

**或问：**产后忌用寒凉，第三方用于流产之后，方中玄参重用三两，独不虑其过于苦寒乎？答曰：玄参细嚼之，其味甘而微苦，原甘凉滋阴之品，实非苦寒之药。是以《本经》谓其微寒，善治产乳余疾。故产后忌用凉药，而玄参则毫无所忌也。且后世本草谓大便滑泻忌之，因误认其为苦寒也。而此证服过三两玄参之后，大便仍然干燥，则玄参之性可知矣。

**或问：**此证之胎已逾八月，即系流产，其胎应活，何以产下竟为死胎？

**答曰：**胎在腹中，原有脐呼吸，实藉母之呼吸以为呼吸。是以凡受妊者，其吸入之气，可由任脉以达于胎儿脐中。此证因吸入之气分毫不能下达，则胎失所荫，所以不能资生也。为其不能资生，所以下降。此非因服药而下降也。

## 怀妊得温病兼下痢

天津一区橘街，张氏妇，年近三旬，怀妊，受温病兼下痢。

**病因** 受妊已六个月，心中恒觉发热。继因其夫本为显宦，时事变革，骤尔赋闲，遂致激动肝火，其热益甚。又薄为外感所束，遂致温而兼痢。

**证候**　表里俱壮热无汗，心中热极，思饮冰水，其家人不敢予。舌苔干而黄，频饮水不濡润。腹中常觉疼坠，下痢赤多白少，间杂以鲜血，一昼夜十余次。其脉左部弦长，右部洪滑，皆重诊有力，一息五至。

**诊断**　其脉左部弦长有力者，肝胆之火炽盛也。惟其肝胆之火炽盛下迫，是以不但下痢赤白，且又兼下鲜血，腹疼下坠；为其右部洪滑有力，知温热已入阳明之腑，是以舌苔干黄；心为热迫，思饮冰水；所犹喜者脉象虽热，不至甚数，且又流利无滞，胎气可保无恙也。

宜治以白虎加人参汤以解温病之热，而更重用芍药以代方中知母，则肝热能清而痢亦可愈矣。

**处方**　生石膏捣细二两　大潞参五钱　生杭芍一两
粳米五钱　甘草三钱

共煎汤三盅，分三次温饮下。

**复诊**　将药分三次服完，表里之热已退强半，痢愈十之七八，腹中疼坠亦大轻减。舌苔由黄变白，已有津液。脉象仍然有力，而较前则和缓矣。

遂即原方为之加减，俾再服之。

**处方**　生石膏捣细三两　大潞参三钱　生怀山药八钱
生杭芍六钱　白头翁四钱　秦皮三钱　甘草二钱

共煎汤三盅，分三次温饮下。

**方解**　按：此方即白虎加人参汤与白头翁汤相并为一方也。为方中有芍药、山药是以白虎加人参汤中可省去知母、粳米；为白虎加人参汤中之石膏可抵黄连、黄柏，是以白头翁汤中只用白头翁、秦皮。合用之则一半治温，一半治痢，安排周匝，步伍整齐，当可奏效。

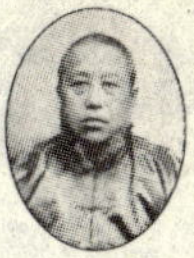



**效果** 将药如法服两剂，病遂痊愈。

**或问：**《伤寒论》用白虎汤之方定例：汗吐下后加人参，渴者加人参。此案之证非当汗吐下后，亦未言渴，何以案中两次用白虎皆加人参乎？

**答曰：**此案证兼下痢，下痢亦下之类也；其舌苔干黄毫无津液，舌干无液亦渴之类也。且其温病之热，不但入胃，更随下痢陷至下焦，永无出路。惟人参与石膏并用，实能升举其下陷之温热而清解消散之，不至久留下焦以耗真阴。况此证温病与下痢相助为疟，实有累于胎气，几至于莫能支。加人参于白虎汤中，亦所以保其胎气，使无意外之虞也。

## 产后下血

天津河东十字街东，李氏妇，年近四旬，得产后下血证。

**病因** 身形素弱，临盆时又劳碌过甚，遂得斯证。

**证候** 产后未见恶露，纯下鲜血。屡次延医服药，血终不止。及愚诊视，已廿八日矣。其精神衰惫，身体羸弱，周身时或发灼，自觉心中怔忡莫支。其下血剧时腰际疼甚，呼吸常觉短气。其脉左部弦细，右部沉虚，一分钟八十二至。

**诊断** 即此脉证细参，当系血下陷气亦下陷。

从前所服之药，但知治血，不知治气，是以屡次服药无效。

此当培补其气血，而以收敛固涩之药佐之。

**处方** 生箭芪一两　当归身一两　生怀地黄一两　净萸肉八钱

生龙骨捣碎八钱　桑叶十四片　广三七细末三钱

药共七味，将前六味煎汤一大盅，送服三七末一半，至煎渣再服时，仍送服其余一半。

**方解** 此乃傅青主治老妇血崩之方。愚又为之加生地黄、萸肉、龙骨也。其方不但善治老妇血崩，即用以治少年者亦效。初但用其原方，后因治一壮年妇人患血崩甚剧，投以原方不效，且服药后心中觉热，遂即原方为加生地黄一两则效。从此愚再用其方时，必加生地黄一两，以济黄芪之热，皆可随手奏效。

今此方中又加萸肉、龙骨者，因其下血既久，下焦之气化不能固摄。加萸肉、龙骨所以固摄下焦之气化也。

**复诊** 服药两剂，下血与短气皆愈强半，诸病亦皆见愈，脉象亦有起色。而起坐片时自觉筋骨酸软。

此仍宜治以培补气血，固摄下焦气化，兼壮筋骨之剂。

**处方** 生箭芪一两 龙眼肉八钱 生怀地黄八钱 净萸肉八钱 胡桃肉五钱 北沙参五钱 升麻一钱 鹿角胶三钱

药共八味，将前七味煎汤一大盅，鹿角胶另炖化，兑服。

方中加升麻者，欲以助黄芪升补气分使之上达，兼以升提血分使不下陷也。

**三诊** 将药连服三剂，呼吸已不短气，而血分则犹见少许，然非鲜血而为从前未下之恶露。此吉兆也。若此恶露不下，后必为恙。且又必须下净方妥。

此当兼用化瘀之药以催之速下。

**处方** 生箭芪一两 龙眼肉八钱 生怀地黄八钱 生怀山药六钱 胡桃肉五钱 当归四钱 北沙参三钱 鹿角胶三钱 广三七细末三钱

药共九味，先将前七味煎汤一大盅，鹿角胶另炖化，兑汤药中，送服三七末一半。至煎渣再服时，仍将所余之鹿角胶炖化，兑汤药中，送服所余之三七末。

**方解** 按：此方欲用以化瘀血，而不用桃仁、红花诸药者，恐有妨于从前之下血也。且此方中原有善化瘀血之品，鹿角胶、三七是也。盖鹿角之性原善化瘀生新，熬之成胶其性仍在。前此之恶露自下，实多赖鹿角胶之力。今又助之以三七，亦化瘀血不伤新血之品。连服数剂，自不难将恶露尽化也。

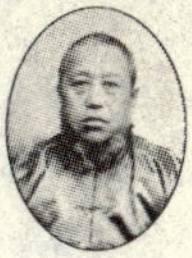



**效果** 将药连服五剂，恶露下尽，病遂痊愈。

## 产后手足抽掣

天津大伙巷，于氏妇，午过三旬，于产后得四肢抽掣病。

**病因** 产时所下恶露甚少，至两日又分毫恶露不见，迟半日遂发抽掣。

**证候** 心中发热，有时觉气血上涌，即昏然，身躯后挺，四肢抽掣。其腹中有时作疼，令人揉之则少瘥。其脉左部沉弦，右部沉涩，一息四至强。

**诊断** 此乃肝气胆火，挟败血上冲以瘀塞经络。而其气火相并，上冲不已，兼能妨碍神经，是以昏然后挺而四肢作抽掣也。当降其败血，使之还为恶露泻出，其病自愈。

**处方** 怀牛膝一两　生杭芍六钱　丹参五钱　玄参五钱
苏木三钱　桃仁去皮三钱　红花二钱　土鳖虫五大个捣
红娘虫即樗鸡捣六大个捣

共煎汤一盅，温服。

**效果** 此药煎服两剂，败血尽下，病若失。

## 产后癥瘕

邑城西韩家庄，韩氏妇，年三十六岁，得产后癥瘕证。

**病因** 生产时恶露所下甚少，未尝介意。迟至半年，遂成癥瘕。

**证候** 初因恶露下少，弥月之后渐觉少腹胀满。因系农家，当时麦秋忙甚，未暇延医服药。又迟月余则胀而且疼，始服便方，数次皆无效。后则疼处按之觉硬，始延医服药。诊治月余，其疼似减轻而硬处转见增大，月信自产后未见。诊其脉，左部沉

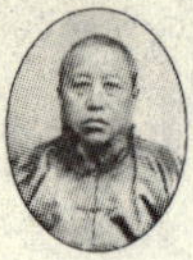


弦，右部沉涩，一息近五至。

**诊断** 按生理正规产后两月月信当见。有孩吃乳至四月亦当见矣。今则已半载月信未见，因其产后未下之恶露，结癥瘕于冲任之间，后生之血遂不能下为月信，而尽附益于其上，俾其日有增长，是以积久而其硬处益大也。

是当以消癥瘕之药消之，又当与补益之药并用，使之消癥瘕而不至有伤气化。

**处方** 生箭芪五钱　天花粉五钱　生怀山药五钱　三棱三钱
莪术三钱　当归三钱　白术二钱　生鸡内金黄色的捣二钱
桃仁去皮二钱　知母二钱

共煎汤一大盅，温服。

**复诊** 将药连服六剂，腹已不疼。其硬处未消，按之觉软。且从前食量减少，至斯已复其旧。其脉亦较前舒畅。

遂即原方为之加减，俾再服之。

**处方** 生箭芪五钱　天花粉五钱　生怀山药四钱　三棱三钱
莪术三钱　怀牛膝三钱　野党参二钱　知母三钱
生鸡内金黄色的捣二钱　生水蛭捣碎二钱

共煎汤一大盅，温服。

**效果** 将药连服十五六剂（随时略有加减），忽下紫黑血块若干，病遂痊愈。

**说明** 妇女癥瘕治愈者甚少，非其病之果难治也。《金匮》下瘀血汤，原可为治妇女癥瘕之主方。特其药性猛烈，原非长服之方。于癥瘕初结未坚硬者，服此药两三次或可将病消除。若至累月累年，癥瘕结如铁石，必须久服，方能奏效者，下瘀血汤原不能用。乃医者亦知下瘀血汤不可治坚结之癥瘕，遂改用桃仁、红花、丹参、赤芍诸平和之品；见其癥瘕处作疼，或更加香附、延胡、青皮、木香诸理气之品。如此等药用之以治坚结之癥瘕，可决其虽服至百剂，亦不能奏效。然仗之奏效则不足，伤人气化

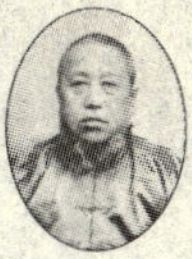



则有余。若视为平和而连次服之，十余剂外人身之气化即暗耗矣。此所以治癥瘕者十中难愈二三也。

若拙拟之方其三棱、莪术、水蛭，皆为消癥瘕专药。即鸡内金人皆用以消食，而以消癥瘕亦有力。更佐以参、芪、术诸补益之品，则消癥瘕诸药不虑其因猛烈而伤人。且又用花粉、知母以调剂补药之热，牛膝引药下行以直达病所，是以其方可久服无弊，而坚结之癥瘕即可徐徐消除也。至于水蛭必生用者，三期八卷理冲丸后论之最详。且其性并不猛烈过甚。治此证者，宜放胆用之以挽救人命。

## 血闭成癥瘕

邻庄李边务，刘氏妇，年二十五岁，经血不行，结成癥瘕。

**病因** 处境不顺，心多抑郁，以致月信渐闭，结成癥瘕。

**证候** 癥瘕初结时，大如核桃，屡治不消，渐至经闭。后则癥瘕，长三年之后，大如覆盂，按之甚硬。渐至饮食减少，寒热往来，咳嗽吐痰，身体羸弱：亦以为无可医治，待时而已。后忽闻愚善治此证，求为诊视。其脉左右皆弦细无力，一息近六至。

**诊断** 此乃由闭经而积成癥瘕，由癥瘕而浸成虚劳之证也。此宜先注意治其虚劳，而以消癥瘕之品辅之。

**处方** 生怀山药一两　大甘枸杞一两　生怀地黄五钱
玄参四钱　沙参四钱　生箭芪三钱　天冬三钱
三棱钱半　莪术钱半　生鸡内金黄色的捣钱半

共煎汤一大盅，温服。

**方解** 方中用三棱、莪术，非但以之消癥瘕也。诚以此证廉于饮食，方中鸡内金固能消食，而三棱、莪术与黄芪并用，实更有开胃健脾之功。脾胃健壮，不但善消饮食，兼能运化药力，使病速愈也。

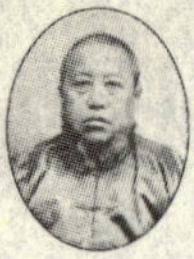



**复诊** 将药连服六剂，寒热已愈，饮食加多，咳嗽吐痰亦大轻减。癥瘕虽未见消，然从前时或作疼，今则不复疼矣。其脉亦较前颇有起色。

拟再治以半补虚劳半消癥瘕之方。

**处方** 生怀山药一两 大甘枸杞一两 生怀地黄八钱
生箭芪四钱 沙参四钱 生杭药四钱 天冬四钱
三棱二钱 莪术二钱 桃仁去皮二钱 生鸡内金黄色的捣钱半

共煎汤一大盅，温服。

**三诊** 将药连服六剂，咳嗽吐痰皆愈。身形已渐强壮，脉象又较前有力，至数复常。至此虚劳已愈，无庸再治。其癥瘕虽未见消，而较前颇软。

拟再专用药消之。

**处方** 生箭芪六钱 天花粉五钱 生怀山药五钱 三棱三钱
莪术三钱 怀牛膝三钱 潞党参三钱 知母三钱
桃仁去皮二钱 生鸡内金黄色的捣二钱 生水蛭捣碎二钱

共煎汤一大盅，温服。

**效果** 将药连服十二剂，其瘀血忽然降下若干，紫黑成块，杂以脂膜，癥瘕全消。

为其病积太久，恐未除根，俾日用山楂片两许，煮汤冲红蔗糖，当茶饮之，以善其后。

## 产后温病

天津一区，李氏妇，年二十七岁，于中秋节后得温病。

**病因** 产后六日，更衣入厕受风。

**证候** 自厕返后，觉周身发冷。更数小时，冷已。又复发热。自用生姜、红糖煎汤乘热饮之，周身得汗稍愈。至汗解，而其热如故。迁延两日，热益盛，心中烦躁作渴。急延愚为诊视，

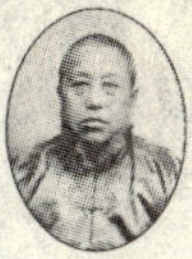



见其满面火色，且微喘。诊其脉象洪实，右部尤甚，一分钟九十三至。舌苔满布白而微黄，大便自病后未行。

**诊断** 此乃产后阴虚生内热，略为外感拘束而即成温病也。

其心中烦躁而渴者，因产后肾阴虚损，不能上达舌本，且不能与心火相济也；其微喘者，因肾虚不能纳气也；其舌苔白而微黄者，热已入阳明之腑也；其脉洪实兼数者，此阳明腑热已实，又有阴虚之象也。

宜治以白虎加人参汤，更稍微变通之，方于产后无碍。

**处方** 生石膏捣细三两　野台参四钱　玄参一两　生怀山药八钱　甘草三钱

共煎汤三盅，分三次温饮下。

**方解** 按：此方即白虎加人参汤，以玄参代知、生山药代粳米也。《伤寒》书中用白虎汤之定例：汗吐下后加人参以其虚也；渴者加人参，以其津液不上潮也。至产后则虚之尤虚，且又作渴，其宜加人参明矣。至以玄参代知母者，因玄参《本经》原谓其治产乳余疾也。以生山药代粳米者，因山药之甘温既能代粳米和胃，而其所含多量之蛋白质，更能补益产后者之肾虚也。如此变通，其方虽在产后用之，可毫无妨碍，况石膏《本经》原谓其微寒，且明载其主产乳乎？

**复诊** 服药一剂，热退强半，渴喘皆愈。脉象已近和平，大便犹未通下。

宜大滋真阴以退其余热，而复少加补气之药佐之。诚以气旺则血易生，即真阴易复也。

**处方** 玄参二钱　野党参五钱

共煎汤两盅，分两次温饮下。

**效果** 将药煎服两剂，大便通下，病遂痊愈。

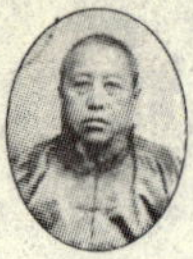



# 流产后满闷

天津一区，张氏妇，年二十六岁，流产之后胃脘满闷，不能进食。

**病因**　孕已四月，自觉胃口满闷，倩人以手为之下推。因用力下推至脐，遂至流产。

**证候**　流产之后，忽觉气血上涌，充塞胃口。三日之间，分毫不能进食。动则作喘，头目眩晕，心中怔忡。脉象微弱，两尺无根。

其夫张耀华，曾因肺病吐脓血，经愚治愈，因相信，复急延为诊治。

**诊断**　此证因流产后下焦暴虚，肾气不能固摄冲气，遂因之上冲。夫冲脉原上隶阳明胃腑，其气上冲，胃气即不能下降（胃气以息息下行为顺）。是以胃中胀满，不能进食。

治此等证者，若用开破之药开之，胀满去而其人或至于虚脱。

宜投以峻补之利，更用重镇之药辅之，以引之下行。则上之郁开，而下焦之虚亦即受此补剂之培养矣。

**处方**　大潞参四钱　生赭石轧细一两　生怀山药一两
熟怀地黄一两　玄参八钱　净萸肉八钱　紫苏子炒捣三钱
生麦芽三钱

共煎汤一大盅，分两次温服下。

**方解**　按方中用生麦芽，非取其化食消胀也。诚以人之肝气宜升，胃气宜降。凡用重剂降胃，必须少用升肝之药佐之，以防其肝气不舒。麦芽生用原善舒肝，况其性能补益胃中酸汁，兼为化食消胀之妙品乎？

**效果**　将药煎服一剂，胃中豁然顿开，能进饮食。又连服两剂，喘与怔忡皆愈。

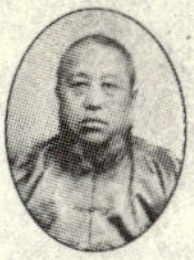



# 月闭兼温疹靥急

天津城里丁家胡同，杨氏女，年十五岁，先患月闭，继又染温疹靥急。

**病因** 自十四岁月信已通。后因肝气不舒，致月信半载不至。继又感发温疹，初见点即靥。

**证候** 初因月信久闭，已发热瘦弱，懒于饮食，恒倦卧终日不起。继受温疹，寒热往来。其寒时觉体热减轻，至热时较从前之热增加数倍。又加以疹初见点即靥，其毒热内攻，心中烦躁怔忡。剧时精神昏愦，恒作谵语。舌苔白而中心已黄，毫无津液。大便数日未行。其脉觉寒时似近闭塞，觉热时又似洪大而重按不实，一息五至强。

**诊断** 此证因阴分亏损将成劳瘵，又兼外感内侵，病连少阳，是以寒热往来；又加以疹毒之热，不能外透而内攻，是以烦躁怔忡，神昏谵语。

此乃内伤外感两剧之证也。

宜用大剂滋其真阴清其毒热，更佐以托疹透表之品，当能奏效。

**处方** 生石膏捣细二两　野台参三钱　玄参一两　生怀山药一两
大甘枸杞六钱　知母四钱　连翘三钱　蝉蜕二钱　茵陈二钱
僵蚕钱半　鲜芦根四钱

共煎汤三盅，分三次温饮下。嘱其服一剂热不退时，可即原方再服。若服至大便通下且微溏时，即宜停药勿服。

**复诊** 将药煎服两剂，大热始退，不复寒热往来，疹未表出而心已不烦躁怔忡。知其毒由内消，当不变生他故。大便通下一次，亦未见溏。再诊其脉，已近和平，惟至数仍数。

知其外感已愈十之八九，而真阴犹未复也。

拟再滋补其真阴，培养其血脉。俾其真阴充足，血脉调和，月信自然通顺而不愆期矣。

**处方** 生怀山药一两 大甘枸杞一两 玄参五钱 地骨皮五钱
龙眼肉五钱 北沙参五钱 生杭芍三钱
生鸡内金黄色的捣钱半 甘草二钱

共煎汤一大盅，温服。

**三诊** 将药连服四剂，饮食增加，精神较前振作，自觉诸病皆无。惟腹中间有疼时，此月信欲通而未能即通也。再诊其脉，已和平四至矣。

知方中凉药宜减，再少加活血化瘀之品。

**处方** 生怀山药一两 大甘枸杞一两 龙眼肉六钱 当归五钱
玄参三钱 地骨皮三钱 生杭芍二钱 生鸡内金黄色的捣钱半
土鳖虫五个大者捣 甘草钱半 生姜三片

共煎汤一大盅，温服。

**效果** 此药连服十剂，腹已不疼，身形已渐胖壮，惟月信仍未至。

俾停药静候。旬日后，月信遂见。因将原方略为加减，再服数剂，以善其后。

**或问：**方书治温疹之方，未见有用参者。开首之方原以治温疹为急务，即有内伤亦当从缓治之。而方中用野台参者，其义何居？

**答曰：**《伤寒论》用白虎汤之例：汗吐下后加人参，以其虚也；渴者加人参，以其气虚不能助津液上潮也。今此证当久病内亏之余，不但其血分虚损，其气分亦必虚损。若但知用白虎汤以清其热，不知加参以助之，而热转不清，且更有病转加剧之时(观四期人参后附载医案可用)。此证之用人参，实欲其热之速退也。且此证疹靥之急，亦气分不足之故。用参助石膏以清外感之热，即藉其力以托疹毒外出，更可藉之以补从前之虚劳。是此方中之用

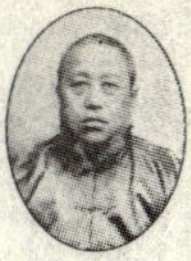



参，诚为内伤外感兼顾之要药也。

**或问：**凡病见寒热往来者，多系病兼少阳，是以治之者恒用柴胡以和解之。今方中未用柴胡，而寒热往来亦愈。何也?

**答曰：**柴胡虽能和解少阳，而其升提之力甚大。此证根本已虚，实不任柴胡之升提。方中茵陈乃青蒿之嫩者，经冬不枯，饱沃霜雪，至春得少阳最初之气，即萌动发生。是以其性凉而能散，最能宣通少阳之郁热，可为柴胡之代用品。实力少阳病兼虚者无尚之妙药也。况又有芦根亦少阳药，更可与之相助为理乎?此所以不用柴胡亦能愈其寒热往来也。

## 处女经闭

天津南开中学旁，陈氏女，年十七岁，经通忽又半载不至。

**病因** 项侧生有瘰疬，服药疗治，过于咸寒，致伤脾胃，饮食减少，遂至经闭。

**证候** 午前微觉寒凉日加。申时又复潮热，然不甚剧。黎明时或微出汗，咳嗽有痰，夜间略甚，然仍无妨于安眠。饮食消化不良，较寻常减半。心中恒觉发热，思食凉食。大便干燥，三四日一行。其脉左部弦而微硬，右部脉亦近弦，而重诊无力，一息搏逾五至。

**诊断** 此因饮食减少，生血不足，以至经闭也。

其午前觉凉者，其气分亦有不足，不能乘阳气上升之时而宣布也；至其晚间之觉热，则显为血虚之象；至于心中发热，是因阴虚生内热也；其热上升伤肺易生咳嗽；胃中消化不良易生痰涎，此咳嗽又多痰也；其大便燥结者，因脾胃伤损失传送之力，而血虚阴亏又不能润其肠也；左脉弦而兼硬者，心血虚损不能润肝滋肾也；右脉弦而无力者，肺之津液胃之酸汁皆亏，又兼肺胃之气分皆不足也。

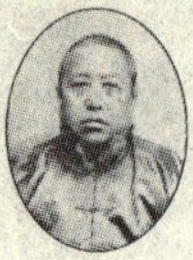


拟治以资生通脉汤（方在三期八卷），复即原方略为加减，俾与证相宜。

**处方** 白术炒三钱 生怀山药八钱 大甘枸杞六钱
龙眼肉五钱 生怀地黄五钱 玄参四钱 生杭芍四钱
生赭石轧细四钱 当归四钱 桃仁二钱 红花钱半
甘草二钱

共煎汤一大盅，温服。

**复诊** 将药连服二十余剂（随时略有加减），饮食增多，身形健壮，诸病皆愈。惟月信犹未通，宜再注意通其月信。

**处方** 生水蛭轧为细末一两 生怀山药轧为细末半斤

每用山药末七钱，凉水调和，煮作茶汤。加红蔗糖，融化，令其适口，以之送服水蛭末六分，一日再服，当点心用之，久则月信必通。

**效果** 按方服过旬日，月信果通下，从此经血调和无病。

**方解** 按：水蛭《本经》原无“炙用”之文。而后世本草谓：若不炙即用之，得水即活。殊为荒唐之言。尝试用此药，先用炙者无效，后改用生者，见效甚速（三期七卷理冲丸后附有医案，且论水蛭之性甚详）。其性并不猛烈，惟稍有刺激性，屡服恐于胃不宜。

用山药煮粥送服，此即《金匮》硝石矾石散送以大麦粥之义也。且山药饶有补益之力，又为寻常服食之品，以其粥送水蛭，既可防其开破伤正，且又善于调和胃腑也。

## 血崩证

天津二区，徐姓妇人，年十八岁，得血崩证。

**病因** 家庭不和，激动肝火，因致下血不止。

**证候** 初时下血甚多，屡经医治，月余，血虽见少，而终不

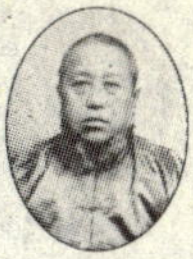



能止。脉象濡弱，而搏近五至。呼吸短气，自觉当呼气外出之时，稍须努力，不能顺呼吸之自然。过午潮热，然不甚剧。

**诊断** 此胸中大气下陷，其阴分兼亏损也。

为其大气下陷，所以呼气努力，下血不止；为其阴分亏损，所以过午潮热。

宜补其大气，滋其真阴，而兼用升举固涩之品，方能治愈。

**处方** 生箭芪一两 白术炒五钱 大生地一两 龙骨煅捣一两 牡蛎煅捣一两 天花粉六钱 苦参四钱 黄柏四钱 柴胡三钱 海螵蛸去甲三钱 茜草二钱

西药麦角中者一个，掺乳糖五分，共研细。将中药煎汤两大盅，分两次服。麦角末亦分两次送服。

**效果** 煎服一剂，其血顿止，分毫皆无。短气与潮热皆愈。再为开调补气血之剂，俾服数剂，以善其后。

**附录：**

**保赤良方**

治小儿之书，有《儿科辑要》。著此书者为姚济苍君。辽源友人王止孚曾赠一部，书中谓：小儿初生时，宜急用手指蘸鸡蛋清摩擦其脊骨，自下而上须着力挨次摩擦。其摩擦之处，即出若干粗黑毛，如拔净可免抽风及他病。王君曾自试其方，确有效验。因多买其书，以送朋友。

会比邻王姓小孩降生后不哭不乳，授以此方治之，现出黑粗毛若干，为拔净，即啼哭食乳矣。

此诚保赤之良方也。其黑毛之生，多在脊骨靠下处，擦时于其处尤宜注意。见此方者，若能广传，城积善之一道也。

**评语：**

尝思五经之中，惟《易》理能包括万有。至于伏羲、文王、周公、孔子，尝本《易》之象数，推衍以尽万事万物之理者无论

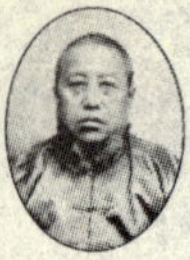



矣。三代而后，若通书、若正蒙、若程传、若本义、若启蒙、若皇极经世，莫不各得《易》中神奥，以垂为寿世名言。

而近今名医应运而出，更有本《易》理化为医理，以医药救世者，则寿甫世讲所著之《衷中参西录》是也。盖余知寿甫有年矣。因余素有诗癖，而其先大人丹亭先生为近代诗家，且又在比邻，是以恒相过从，朝夕谈燕。时寿甫年在髫龄，既迥然器宇不凡。至弱冠时，博通五经，而又深于《易》。每与谈及，辄能剖析入微，爽人心怀。乃至弱冠后，更能由《易》理推出医理，著书立说，以医药救世活人。贤者之不可测，有如斯哉！或疑《易》理本难穷，由《易》理化为医理则难之尤难。况寿甫弱冠，而竟能如此深造，先生果何所见，而能若斯确信乎？余闻之，忽然有感于中，不觉泪下曰：寿甫之于医，诚神效也。昔者先慈患腕肿证三年，延医无效，及延寿甫诊视，数剂而大愈。因索观其所著医稿，凡至医理深奥之处，莫不引《易》理以为之解释，乃深知寿甫之于医学，洵由《易》理推衍而出者也。然寿甫素裕经猷，固医国才也。医药之神效犹其小焉者耳！

癸巳季春盐山李应熙子咸氏序于香鱼书院

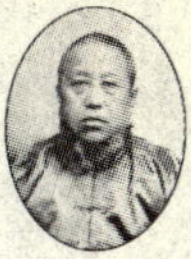



# 《医学衷中参西录》第六期第五卷

# 种菊轩诗草

## 自序

诗以抒胸臆，乃所以适一己之性情，初非求知于外人也。况诗原欠佳，又何必附于自撰医学之后哉！诚以十余前来医报宣传各位同人，声气相通，锡纯不免有以诗应酬之举，竟谬得能诗之名。同人来函多劝再有书出版，当附诗集于后者。而四川万县政界、军界、学界、医界诸大雅，又联名登于杭州《三三医报》，劝将生平诗文并附于书后。乃自顾诗文皆所作无多，而于医界同人行世之新著作，数年来恒为之作序，此亦足见文之一斑矣。

今因重违诸大雅之期望，遂但将所撰诗集附载于六期医案之后。而自遴选誊录之际，忽不禁戚然有感焉。忆自幼时从先严丹亭公读书，恒命多读唐诗，且又精选历代名家诗数百篇，以备暇时讽咏。诚以先严素善诗，自著有《莲香斋诗稿》，是以于教授之际，恒注重于诗。一日试帖诗课，以天宝宫人命题，锡纯诗课中有“月送满宫愁”之句，先严大加奖异，谓孺子异日当以诗显名。——此语迄今已六十年矣，而所作之诗竟同渔翁樵夫之讴歌，毫无骚人风致。回忆先严期许之语，能勿深愧于心乎！

夫良弓良冶，箕裘传世。锡纯自幼以至弱冠，日侍先严之侧，每见先严自绘丹青图画，必题以新诗，即景挥毫，顷刻可就。凡有歌咏，皆能为景物绘真写生。而锡纯才质笨鲁，竟不能上绍前徽，此诚所谓其父析薪，其子不克负荷者矣。夫当世多善诗名流，即吾医界中能诗者亦不乏人，其有览斯编而阅到疵瑕之处者，深期不索指教也。

## 登日观峰诗并序

癸巳孟春，余曾有泰山之行，因为母祈祷病愈，往叩碧霞元君也。路出济南，见其湖（大明湖）山（千佛山）之美，诚古诗所谓济南潇洒小江南也。又南行百里，山势渐高。行近泰山，诸峰攒秀，高插青云。见有矗然起于诸峰环绕之间者，泰山也。其气象庄严，不同诸峰之秀丽。鲁颂所谓泰山严严者，实善为泰山写照也。

既至，住山南旅。次息两日，同行者邀翌日登山，未及半夜即起，饱食篝灯而行。循山坡北上，穿山数重，至泰山麓，约高于平地已千尺矣。山麓有门，额横镌孔子登临处五字。入门仍北上，见山路铺青石作蹬，垒级而上。约行五六里，其级渐紧，两旁古柏夹路，粗皆合抱，苍翠可爱，人呼为柏树洞。又行近十里，山势偶有平处，有松三株，其粗未及合抱，而顶大甚平，其荫亩余，同行者谓五大夫松也。问：何以三株？曰：土人谓其二株不受秦封，际天大雨雷电，化云飞去。问：此松数千年何以粗仅如许？曰：土人谓此耻受秦封，而愧惭不长耳！似此荒渺之谈，应出之齐东野人。然亦足征廉耻之念，犹在人心也。过此，则山路尤紧，其蹬宽不容足，而厚则径尺。又约行六七里，其路北上忽穷，因有石壁当前，其高万仞，而东西夹以深涧，下望无底，幸有桥横空。度过东涧，其石壁当桥处镌有云中仙步四字，谓桥之高峻直可凌云也。桥之东数步有亭，过桥坐此，可少歇。亭上匾额为“对松亭”三字。因亭之东又为一深涧，涧东石壁耸立，壁多石缝，遍生松树近百株。为其生直壁上，纵横偃蹇，奇状异常，故亭以对松名焉。而松枝掩映之中，见有松涛二字镌于

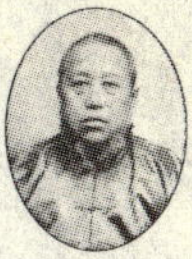



壁，每字大可方丈，真奇观也。

又十余里，已近山顶，有门当路，额镌南天门三字。登门后，一望平坦。向东北行二里许至泰折，为自古帝王巡东岳祭地之处，碧霞元君庙在焉。庙貌之壮丽闳廓，实为生平所未睹。庙庭有碑丈余，以铜为外廓，系清高宗所立。其文因太后目眚。遥祷碧霞元君而愈。后历年所，太后陡遐。因思为太后夙愿未还，而太后陡遐后，当常依碧霞元君之左右。今至泰山祭碧霞元君以还夙愿，并于此祭太后云云。夫文王陡降，在帝左右，周颂所赓也。今太后陡遐，在碧霞元君左右，是知碧霞元君当为至尊地母之神，故居泰折祭地之处也。

过此，则山又起顶，上行之路仍向东北，约行二里强，至岱词所祀东岳之神（俗呼为天启庙）。又二里许，至山顶极高之处（俗名为玉皇顶）。自古帝王巡东岳祭天于此，建有祠字，以供上帝。由此东行半里许，为日观峰，不再起顶，有石横出东指约十余丈，宽五丈，作笏形（俗名探海石）。履其上以观日出时，高三丈，下望平地犹黑暗。爰口占五律四韵，以示同人。盖泰山极高峻，四围群山皆未及泰山之半，而白云横带山腰，如烟铺地，诗中之所云云皆实录也。须臾，下方亦明亮。南望白光界地如衣带者，汶水也。汶之北有如菜畦，广袤数尺者，泰安城也。城中他无所见，有一点如玉蜀黍粒，近北城墙处。同行者谓系岱祠，极高峻闳厂，故独见之。

于斯自山顶寻他路下行，以便观览。行至二里许，见有磨崖碑，高约三丈，上镌孔子二字，下为积雪所遮不可见。余谓同行者曰，闻泰山有孔子崖，当是此处，下为积雪遮者，崖字也。过此，复归旧路。徐徐下行，见路旁有丰碑屹立（来时路黑故不见）。其文曰：自古祭天有泰坛，祭地于泰折。天有何形象，而祭天者但祭无形象之天，终觉于心未安，于斯有十二旒赭黄袍至尊至贵之神，俨然临乎其上焉。地亦有何形象，而祭地者但祭无形之

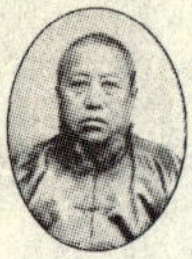





地，亦觉于心未安，于斯有凰冠霞帔手秉圭璋至尊至贵之神，俨然乎其上焉。夫人皆父天母地，然父尊母亲。为其亲也，呼吸之间即有感应。是以人当困苦疾痛之时，诚心祈祷于碧霞元君而辄有应验云云。观此，则碧霞元君为地母之尊不尤确然可信乎！此碑之外，路旁犹有多碑，然因同行者急欲归寓，无暇细观。及至寓时，日已加申矣。

夜气苍茫里，来登第一峰。
群山丹嶂列，古径白云封。
旭日观初出，青天问可通。
汪洋沧海阔，极目到蓬瀛。

附记：翌日，偕同人进城观览。因忆同人在日观峰盛称岱祠，遂至其处。见周围垒石为墙，墙上生松十余株，似皆数百年物。墙南面平列三门，皆作城门式，而高大少亚于城门。庭中亦多有古松柏，祠之正殿纵横皆九，共为一顶。同人皆夸其殿宇之弘，而余独讶其殿制之异。踌躇再四，恍悟此即泰山下之明堂。宣王听孟子之言，而勿毁者也。犹幸古制留遗至今，犹得观瞻也。

游览既毕，遂与同人出城，逍遥散步，见西南有山，相距六七里许，山形不高，孤立耸秀，因徐步往观。将近山处，见有石碑千余，碣上皆镌有某省府县庄、某姓先人。飨祀之处，石工数百人，所作之碑文亦如此。愚心大疑，询之同人，亦莫明其故。山麓有神祠十所，入视之，皆为阎罗像。此胡为者，心疑愈甚。详观祠庭碑文，乃知此地名蒿里，即封禅书所谓西蒿里也。盖自古相传，谓人之始生，魂灵来自泰山，百岁之后，则魂灵归于蒿里。夫泰山为东岳，东方原为化育之始，而蒿里在泰山坤位，又适为归藏之地，古说之云云，似亦可信。此登泰山祭碧霞元君者，多祭其先于蒿里也。并悟清高宗谓祭碧霞元君即以祭太后，亦犹此义也。

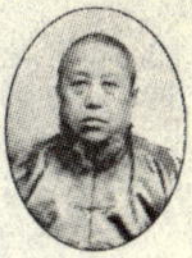



## 秋日与广平诸同人会治北学舍开轩远眺

结舍临畎亩，秋光匝野排。
凉风吹雨过，夕照送山来（日夕可见太行）。
丰岁田家乐，乡心游子怀。
同人欣聚首，佳景共徘徊。

## 和杨孕灵君甲子生朝偶成（步原韵）

名医间出世，江左屡发祥。
国手年而立，上元月转阳。
活人今仲景，卖药古韩康。
愧和清风句，巴人妄滥觞。
医界君竞爽，前途早着鞭。
新春初度日，化甲半周年。
著述绍先圣，刀圭传后贤。
锡龄膺善果，欣诵九如篇。

## 贵农

邦以农为本，史家重有年。
稻粱胜珠玉，饮食是民天。

## 惜物命

牛物供饮馔，余心殊不安。
虽微亦性命，何忍竟相残。

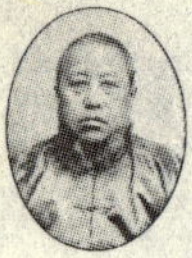



## 悯时

世运何纷扰，天心问有无。
哀鸿飞遍野，含泪独踌躇。

## 德州军中视日报有感

神州倏忽变沧桑，骤雨狂风几莫当。
时事怆怀增感慨，天心搔首竟苍茫。
英雄造世空悬忆，鹬蚌相持转自戕。
万种愁思消未尽，闻鸡起舞剑生光。

## 德州卫岸有感

（时洪宪僭号）

浮沉世世竟年年，百丈狂澜谁障川。
傀儡登场原是戏，书生扼腕亦徒然。
垒卵国运风潮涌，逝水光阴岁月迁。
消尽愁思端借酒，俗尘不混醉中天。

## 秋日闲游卫岸

西风摇落卫河边，极目云山意渺然。
梵阁铃声黄叶寺，渔舟笛韵白苹天。
崎岖命运蚕丛路，潇洒胸怀诗酒缘。
且喜秋光三径满，菊花香里任留连。

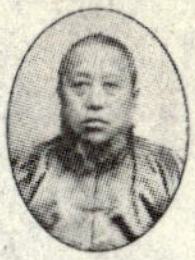


## 月夜独步河上

黄河堤外水无涯，星宿来源极目奢。
万里洪涛飞雪浪，一滩皓月晒银砂。
年垂白首还为客，春老青山未见花。
潦倒此生成底事，空杯壮志欲乘槎。

## 题扇诗并序

客居濮阳，寓近舞台。时河工兴举演戏，赛神班中有童子馥花，年十五岁，充花旦角色，持扇造寓求诗。因成四韵，为书扇上。其面色过白，善笑善舞，故诗中云云。

傅粉何郎辨未真，恍疑仙子落寰尘。
歌喉呖呖莺声啭，舞袖翩翩凤翼分。
杨柳临风工态度，芙蓉出水写精神。
阳春一出行云遏，真个魂消顾曲人。

## 广平学舍题壁并序

乙卯季夏，自澶渊之南移住广平。溽暑长途，颇形劳瘁。至广平后借寓治北学舍，地居高阜，下临旷野。时当雨后，禾黍之光油然在目，绕以清流，蛙声鼓吹，觉心目顿爽。学中主讲者三人，为李君济民、张君严卿、张君秀升，皆博雅君子也。倾盖定交，臭味浃洽，遂赋此以志之。

征尘仆仆太行东，小寓琅环俗虑空。
两部鼓吹新雨后，四围禾黍澹烟中。
如毡细草缘皆绿，带露琦花榜户红。

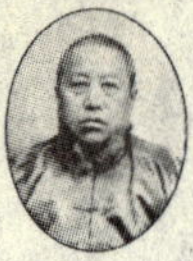



更喜主人皆雅士，快谈今古兴何穷。

## 广平模范学校题壁

琅环福地甚清奇，瑶草琦花傍短篱。
梵阁铃声风过后（邻古刹），芸窗琴韵课余时（课余多习琴）。
修篁耐雪经冬茂，古木参天入夏宜。
主讲循循皆善诱，菁莪棫朴庆培之。

## 大名临河旅邸春日即事

细柳垂杨绕岸栽，波光漾绿照楼台。
流莺百啭如珠玉，沙鸟群飞自去来。
水面风微清澹荡，林间月透意徘徊。
内经一卷从容看，又闻渔歌南浦回。

## 客居大名清明有感

寄居萧寺度年华，举目乡关云树遮。
数盏酒从寒舍饮，半轮月向故园斜。
烟迷卫岸生芳草，雪霁山村见杏花（前二日雨雪）。
千里相隔俗未改，门前插柳又家家。

## 黄鹤楼题壁诗并序

楼在武昌城西北隅蛇山上。蛇山之脉，自东北而西南，起伏一线，势如长蛇。至西北隅起顶而止，人呼为蛇山头焉。山麓有红楼三层，甚高峻，额署黄鹤楼，实为后世添造之楼。旧黄鹤楼

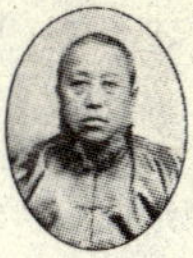

原在山腰，日久颓废，经张文襄公督荆时重修。楼亦三层，琉瓦为檐，高峻壮丽。名之为楼，实作阁形，额署奥略楼。荆人以志义襄抚荆之功德，故以名焉。楼之第二层供奉文襄遗相一方，人颇致虔诚。是知遗爱在人，自与江山并寿也。其上层则闲游者多饮茶酒其中，四壁题诗甚多，然鲜佳作。再其上为抱膝亭，在山之极高处，下作两层楼式，而楼之上有亭焉。在此四望，知此地虽一面临江，而为江渚环绕，实四面皆水。其对面为龟山，即禹贡之大别山。汉水在山下入江，山介其间，分别江汉，故以名焉。后世呼为龟山者，象形也。山之坡有鹦鹉洲，洲之东有晴川阁。江山胜概，历历在目。夫鹦鹉洲原为旧名，而晴川阁则后世摘取崔灏诗句以为名焉。愚因之有感矣。夫止一日之间，人之登楼游眺者，不知凡几。而千古以登黄鹤楼名者，独崔灏、李太白二人。因此，知人无百年不敝之身，而有千古不朽之著作。愚今徘徊此间，前不见古人，后不见来者。俯仰天地，感慨何极！爰成七律四韵，还题于奥略楼上，非敢与前贤竞美也，亦略留雪泥之迹云尔。

高楼突兀半空支，此日登临万象卑。
江汉合流天景阔，龟蛇对峙地形奇。
青山一脉连衡岳，古木千章傍钓坻。
几度凭栏北眺望，苍茫云树起乡思。

## 汉皋江上偶成

时当三次革命，南方不靖。余偶至汉皋，见其江山之美，竟南北分裂，实有风景不殊之感。阻际此列强环伺，毫无御侮之策，而惟阋墙是力，真堪令人浩叹也。

敢将诗酒傲王侯，潇洒闲身幸自由。
天地有情容放浪，江山多致在勾留。

壮怀空击祖生楫，高蹈期随范蠡舟。
世世茫茫难逆料，沧桑不改旧神州。

## 自汉皋还至保阳即事

北还小住保阳东，度却春光夏又逢。
布谷飞鸣芳树外，垂杨摇曳淡烟中，
青山不断太行脉，微雨吹来大海风。
肯酒一樽消世虑，闲愁不使上眉峰。

## 题东明县漆阳书院

征尘仆仆大河滨，偶至琅环景物新。
拔地危楼红射日，参天古木缘团云。
社余宰肉识王佐（陈平此县人），濮上观鱼悟道心（庄子为漆园吏处）。
流览此邦多胜概，抗怀希古伊何人。

## 和友人李心泉自咏原韵

未酬壮志鬓先霜，世变倏然一剧场。
跃马英雄徒热恼，骑驴居士自清凉。
扫除俗虑襟怀阔，咏就新诗翰墨香。
慧业如君磨不尽，浮云富贵岂能长。

## 咏菊诗并序

愚性喜养花，于群花之中又最爱菊，以其性能傲霜，且又种种色相，尽态极妍，而毫无俗意。门前有隙地亩许，结屋数间，

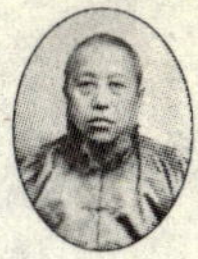



编树为篱，种菊其中，外行清溪护绕，恒自汲溪水以灌菊畦，至重阳节，菊英吐艳，满院芬芳，与二三契友饮咏其间，亦隐居之乐事也。

红紫百般孰傲霜，菊花原自殿群芳。
东篱月冷添幽艳，老圃秋深听主张。
不共春华争富贵，独留夕秀振颓唐。
邀来佳客同欣尝，觞咏花前诗几章。

## 咏菊

（在奉省作于锡钧翰林座上）

百花凋谢此花香，骨骼由来能傲霜。
点缀秋容存老圃，扶持晚节仗孤芳。
陶公开径烟霞古，骚客餐英风味凉。
幸有仙翁堪作伴，朝朝相尝兴偏长。

## 正月上旬怀友人杨杏村

律回太簇又逢春，忽忆蓟门有故人。
慷慨胸怀斑定远，精明韬略马服君。
英雄造世盟夙志，臭味相投契素心。
云白山青千里隔，何时晤语涤尘襟。

## 和张汉槎自题避秦居原韵

多文为富不忧贫，寄傲名园孰是邻。
栗里归来同靖节，天台小住儗刘晨。
囊中锦绣诗成癖，笔下烟云画有神。

满眼秦坑火未熄，清凉居士独伊人。
琦行不顾恒流嗔，世外烟霞寄此身。
傲骨严霜存硕果，清标明月认前因。
偶逢旧雨谈诗画，常对青山作主宾。
记撰桃源原自况，品同五柳即仙人。

## 又叠前韵

茅檐稳住莫愁贫，翠竹琦花都是邻。
世外烟霞成大隐，个中风月度良晨。
消磨壮志权行乐，啸傲名园静养神。
诗酒陶情皆慧业，羡君常作散仙人。
寄语恒流且莫嗔，苍天留得等闲身。
潜龙事业先藏用，附骥勋名耻有因。
行乐略为千日醉，伤心未见四夷宾。
东山谢傅岂终老，尚作群生托命人。

## 和宗弟相臣咏怀二律原韵

想像丰神五度年（相契五年犹未觌面），两心相契默通玄。
刀圭济众功无量，珍异罗胸书几篇。
救世期弘胞与愿，活人非为姓名传。
萱堂多寿子继业，积善门庭自古然。
戾气中人似虎狂，灵丹救苦病何伤。
术同扁华今谁伍，药核寒凉昔遍尝。
臭味芝兰深结契，逍遥身世任行藏。
羡君洞彻隔垣视，临证何须细较量。

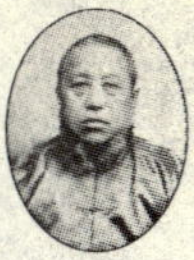



## 和胡天宗五十自寿原韵

剑铗羞随俗士弹，浮云富贵等闲看。
志存济世弘胞与，水饮上池见肺肝。
医国经纶原素裕，活人千万更何难。
年华半百逢初度，菊绽黄英正可餐。
数卷书成寓化机，轩岐奥理想非非。
神明劳瘁奚暇恤，黎庶恫瘝甚可悲。
既倒狂澜凭挽救，多歧医术定从违。
群生普渡功无量，煦物深恩同曙晖。
感慨同胞忧采薪，抗怀希古贵求真。
经研灵素深参奥，理汇中西妙入神。
愿力慈祥能广被，陶情诗酒不妨贫。
地仙岁月闲中度，随意逍遥江水滨。
吴江枫冷叶丹黄，隐士堂中共举觞。
淡于为官早解组，偶逢作赋喜登场。
功回造化人同寿，德被苍黎后自昌。
调剂阴阳身不老，筹添海屋记沧桑。

## 咏辽宁城东万泉河并序

辽宁气候寒凉，花木迟发。未至其地者，恒疑殊少佳景。而灵秀所钟，随址呈露；一邱一壑，自有洞天。因景物之天然，又加以人工点缀，诚有令人赏心悦目者，辽宁城东之万泉河是也。河在城东稍南二里许，平地出泉若干，汇而为泽，广四五里。泽积满则流而为河，出向东南，注于洪河。泽中水深四五尺，无杂草，尽种荷花，有堤相通。堤势蜿蜒曲折，分歧旁达。堤多断处，以通泽水，便舟楫往来。上皆横桥，以便行人。落霞、飞虹，皆其中桥名，而桥之形势亦如虹飞霞举，高跨水上。缘堤两旁皆植杨柳，泽之四面亦多杨柳护绕。水上楼台数十处，皆极工巧华丽，或为歌馆，或为茶社酒亭，分住其中。当荷花开时，乘轻舟游泳其间，柳荫垂绿，莲蕊飘香，舟行缓缓，风浪无惊，时闻歌韵悠扬，管弦清越。四五契友围坐谈心，时浮以大白。快何如哉！爰赋诗以志之。

奉城胜地属东隅，乘兴遨游纵目初。
跨水飞桥虹倒影，缘堤曲径蚁穿珠。
莲花世界真香国，杨柳楼台入画图。
几度万泉河畔立，恍疑仙境是蓬壶。

## 和徐韵英二十感怀原韵

青年日月未蹉跎，百岁光阴来正多。
志士惟期身有用，达人不问命如何。
精金冶炼方成器，美玉磨砻或借他。
不世才华当奋勉，居诸分寸莫轻过。
英奇间出何论年，生甫弱冠已卓然。
学问渐深同蚁术，才思日进效莺迁。
囊中有草文成锦，笔底生花色更嫣。
权藉刀圭广救世，杏林春暖艳阳天。

## 感时

茫茫国运未逢涯，极目遥天云雾遮。
来往要冲皆壁垒，村庄何处乐桑麻。
阋墙有力侮谁御，济世无权忿自嗟。
丘夜闻鸡思起舞，古希垂老感年华。

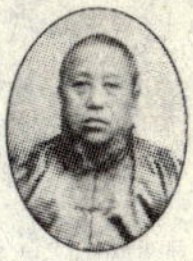



## 吕镜宇尚书八旬晋五寿诞兼重逢赴鹿鸣之期志喜

富贵神仙元老身，逍遥岁月隐风尘。
蓟门耆献存遗爱，桂苑馨香来旧人。
南北飞轮开轻路（曾督修津浦铁路），
欧罗奉檄靖夷风（曾出史德国议和）。
生平勋业垂青史，大德由来寿莫伦。
传经家世旧名儒（伯恭后裔），泽被苍生信不虚。
拯救战危倡结会（曾创中国红十字会），
旬宣秩满共攀车（曾以常镇道内擢遮道拳留者以万计）
精神矍铄邀天佑，时事蜩螗避地居。
佳节重阳菊酒熟，称觞共祝寿如山。

## 放纸鸢

谁把长绳放太空，制成纸鸢竟知风。
冲虚欲伴九霄鹤，遇顺恍如千里鸿。
翔止全凭操纵稳，飞腾不仗羽毛丰。
吹嘘直上青云路，天际盘旋赖化工。

## 咏傅星桥表兄元配刘孺人诗并序

傅星桥表兄，资禀颖异。髫龄入泮，为邑名士。元配刘孺人，出沧州望族诗礼门庭，素娴内则。适星桥时，舅姑早亡。惟祖舅阿平公患痿，独存孺人佐夫事其父，朝夕罔懈。阃内诸事，纤悉就理。宜室宜家之什，洵堪为孺人咏焉。不幸星桥早逝，当病危时，孺人割臂和药，焚香吁天，乞以身代。其心亦良苦矣。

时其哲嗣金枢甫五岁，孺人柏舟矢志，抚孤恩勤，教养备至。邻里垂其懿行，共为呈请旌表，至斯孺人之苦衷藉以少慰。迨民纪戊辰，年近八旬以寿终。其哲嗣金枢，长号泣血，几至灭性。殡后犹恒绕墓号泣，哀感路人。如此纯孝，诚得于母教者深也。爰赋此以赓飏之。

婺女光临渤海滨，笃生淑德振彝伦。
忘身救婿心何苦，无愧大家（同姑）传里人。
自古三迁孟母传，传家有母媲前贤。
抚孤教养恩勤至，有子克家岂偶然。

## 暮春闲游卫上

卫岸闲游竟忘归，缘堤细草自芳菲。
苔矶镇日从容坐，独对青风看燕飞。

## 意境

僻处深山不厌深，山花山鸟伴闲身。
开轩朗朗三更月，照得心头悟道心。

## 题友人张子平别墅

（别墅在许孝子庄，门外有许孝子墓）

故人家住屯河滨，别墅晴开景物新。
门外荒台孝子墓，千秋原可结芳邻。

## 秋日在大名偶眺河上

西风飒飒雁声凉，夹岸园林逗晚芳。
款乃卫河船欲泊，鹢头满载菊花香。

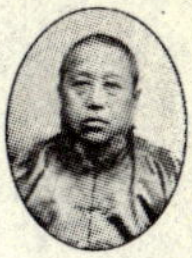



## 和李心泉咏黄梅诗原韵

晄晄梅花白雪光，如何此树色偏黄。
衹缘高居群芳首，青帝催他换素装。

## 题杨如侯君《灵素生理新论》中肖相

道貌蔼如太古春，天人合撰笔通神。
内经精义融中外，仲圣而今有替人。
莫道书生无相才，经纶小试亦安怀。
慈悲大众恒河数，前度如来今又来。

## 自题《衷中参西录》中肖相

藐焉俯仰地天中，遭际嶙峋目虑空。
独有拳拳消未尽，同胞痌养系私衷。
惨淡经营几度年，此心非不爱逃禅。
欲求后世堪持赠，长作千秋未了缘。

## 题友人张叔翔与全连军士摄影

翩翩儒将士赳赳，指臂相连秘运筹。
三十六人抵西海，班超事业惊全欧。

## 咏药中白头翁

邑治东有古城址基。愚偶登其上，见城阴多长白头翁，而彼处人固未之识也。因剖取鲜根，以治血证之因热者甚效，爰赋诗以志之。

白头翁住古城阴，埋没英才岁月深。
偶遇知音来劝驾，出为斯世起疴沉。

## 题军士鲁广达肖相

冰雪聪明秋水神，学成韬略几经春。
茫茫尘海谁青眼，落拓英雄竟至今。

## 题苏明阳君肖相（天地新学社主任）

一点灵台万象含，千秋慧业静中参。
从今开辟新天地，扫尽西人荒渺谈。

## 题张钟山君肖相

（天地新学社副主任，素有修道工夫，故诗中云云）

潇洒风尘介身，　茫茫何处问前因。
钟情吐纳悟玄妙，君是蓬莱旧主人。

## 题姜指欧君肖相（天地新学社编辑主任）

珠玉丰姿秋水神，文参造化笔超群。
毛锥不是封侯业，定远功名须待君。

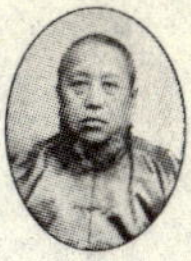



# 题优伶孝女诗并序

愚于民纪七稔，应辽宁立达医院之聘。星期得暇，恒山外消遣。一日观剧于会仙茶园，见有女优金翠红者，年近三旬，充髯生角色，演回荆州、柴桑口、空城计诸剧，形容尽致，声情逼肖，而眉目之间时有英气流露，毫无女子态度，心甚异之。归向内子，述之。内子曰：此人我甚知悉。其本姓刘，名荆玉。金翠红其所托名也。其家亦栖霞，与余家同移居安东，为比邻。自幼在女子学校读书，颖悟过人。其年少余五岁。当其十一二岁时，放学归家，恒执书质问。余爱其聪明秀婉，意态怜人，每尽情为之讲解，视之如妹，彼亦视余犹姊焉。及余留学东洋，数载始归，其所住之宅已易他姓，细询之，始知荆玉废读学戏，其家已迁居奉天矣。盖其家原无恒产，荆玉又无兄弟，一家数口赖其父刘翁作小经纪，仅能糊口。后因刘翁臂疼病废，饔飧不给，荆玉不忍双亲冻馁，遂弃读学戏，惭执贱业，讳莫如深，故托为金翠红焉。其演剧多在奉城，是以举家就居之。余初来奉时，观剧，亦在会仙茶园。荆玉见余在座，出班至座前，殷勤款待，极道契阔，因执余手曰：不竟今生犹得见我姊。言之，泪随声坠。余亦凄然泪下。又为另备茶点，其眷眷相依，深情犹如十二岁时也。余曰：彼已嫁人乎？内子曰，未也。彼孝女也，出嫁恐不能养亲，且其立志清高，俟双亲百岁后，当入广宁山中（即古之医巫闾山），祝发空门，长斋绣佛。曾再三劝喻，其志坚不能夺。盖揣其意，以为十余年混迹靡丽场中，其结局不如斯，不足白明其清白之身也。余闻而嘉其孝，且悲其志，因赋诗三章，浼内子转寄之。荆玉得诗良喜，来寓相谢。且曰：从前因事贱业，不敢轻来贵寓相溷，今既如此垂青，荆玉何敢自外！从此，数日辄一至，从内子学风琴，略抚弄即成声调，后因渐稔，愚劝以及时出嫁，

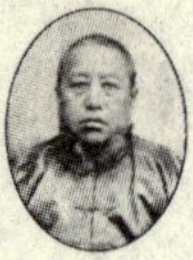



为女子正规，彼仍坚执素志。愚曰：许字得聘仪，亦可养亲，若欲长生，双修中自有神仙，何必求之于寂寞中也。因历举箫史，携弄玉上升，唐诗人陈陶（即八仙中篮采禾）夫妇，同登仙录。诸事告之，荆玉慧心人，似有会悟，笑而颔之。

云英本是谪仙人，演剧登台为养亲。
靡丽场中完素志，清风明月认前身。
美玉精金莫指瑕，超然出俗洗繁华。
观音大士慈悲甚，愿借祥云护瑞花。
兰蕙由来称国香，蹉跎数载伍群芳。
他年得子清修愿，名列仙班第一行。

## 中秋望月

中秋佳节卫河滨，消尽烟云宝镜新。
大造似嫌多戾气，月华如水洗乾坤。

## 题友人张海如所画山水图

万山合沓树槎枒，一径羊肠云半遮。
遥指苍茫烟水里，渔樵相伴是谁家。

## 寄友人朱钵文

如何倾盖便倾心，臭味相投非自今。
慧业同修来净土，三生石畔问前因。
经纶富有识超群，国土偃蹇竟至今。
若得指挥天下事，神州何患遍烟尘。

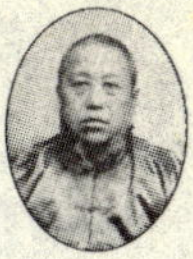



## 题康燮忱色门棒喝集

一掬慈心笔下传，行行珠玉惊青年。
果悟大士低眉意，便是红尘不老仙。
百年寿命最堪思，莫负彼苍赋畀奇。
启后承先担荷重，况复国运仗撑持。
漫道莲开并蒂红，女戎自古困英雄。
瑶编字字精心读，参透禅宗色是空。

## 咏史

天生王佐本兴刘，初志为韩焉得酬。
灭项亡秦资汉力，英雄终复旧君仇。
出师两表炳千秋，三代英才汉秀留。
天下指挥犹未定，勋名已可比伊周。
强师压境镇从容，决胜谋成游眺中。
报到捷音方对奕，东山气度果恢弘。
扪虱谈笑度恢弘，将相兼才国士风。
正朔关心觇素志，偏邦佐命亦英雄。
神仙骨骼荩臣衷，两定储君默建功。
重造唐家资庙算，漫云将相不相容。
良医良相两盟心，济世活人念念深。
更有文章光日月，千秋俎豆重儒林。
兴亡两代历辽金，隐托角端感主心。
涕泣陈言回功运，一团忠爱贮胸襟。
难星能识功最奇，王佐有才感主知。
华夏重兴资辅弼，祥云预兆隐居时。

## 题明季费宫人故里

愚在天津，寓东门里大街路北，路南相对即明费宫人故里也。愚素重费宫人节义非常，闲赋此以吊之。

力国捐躯烈烈风，卓然巾帼出英雄。
渠魁未纤终赍恨，愍帝有知悯苦衷。
猛将阚如虓虎狂，身经百战助强梁。
一朝断送纤纤手，李逆魂飞魄亦亡。

## 立春日迟杨杏村不至

严冬消尽意徘徊，渺渺余心独远怀。
北向蓟门几眺望，春风不送故人来。

## 湖北道中

春山缺处露桃林，翠竹苍松掩映新。
绿水一湾斜抱去，苔矶独立钓鱼人。

## 观剧偶成

乙卯之岁，客居濮阳时，河工兴举演剧。赛神班中有童子名馥青者，年十四岁，充正旦角色，风神潇洒，气度从容，最善于舞台之上为烈女节妇传神写照，每演至凄惋之处，则声泪俱下，旁观亦多有泣下者，而余下泪最多，故赋诗以志之。

双眉澹扫善颦颦，潇洒风姿秋水神。
听到歌喉声咽处，青衫司马半湿襟。

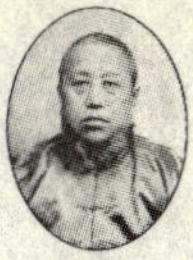



装成袅娜恁多情，一出骊歌泪欲倾。
漫道大罗天上曲，人间不得听分明。
雅韵随风来月宫，悠然响遏白云横。
如何仙子多幽恨，常作梨花带雨容。

## 和友人何筱棠赠妓原韵并劝筱棠为之消籍

珠玉精神白雪心，可怜孽海竟深深。
何郎本是挥豪客，欲赎蛾眉讵惜金。
琵琶一曲奏浔阳，逝水年华徒自伤。
且喜徐娘身未老，臂盟早定有情郎。

## 慈溪张生甫君六旬寿词

天目两乳长，瑞脉赴钱塘。
龙蟠又虎踞，宋代曾发祥。
余气尚磅礴，直走慈溪乡。
水环山抱处，少微下垂芒。
伊人谁宛在，张君读书堂。
胸中罗万卷，邦家储栋梁。
举世无真尝，荆璞沾莫偿。
出入曾小试，骥足难腾骧。
解组旋饮至，欢迎动一方。
黎庶苦疾厄，先生热中肠。
刀圭活万众，生佛姓字香。
心得难自秘，简册录彰彰。
要旨虚劳著，医学达变详（著有《虚劳要旨》、《医学达变》二书）。

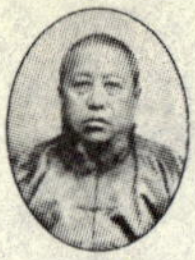



风行遍海内，不为名山藏。
先生善养生，精神日倍增。
历年周化甲，意态自纵横。
有如松柏茂，百岁不凋零。
太簇律回新，先生初度辰。
中旬有三日，华堂集嘉宾。
共祝仁者寿，紫霞杯满斟。
岁月既可假，著作更等身。
医界仰山斗，流泽万千春。

## 赠友人杨杏村

丙辰之岁，客居德州。防次有见习员杨杏村者，居同院宇，朝夕相谈宴见，其器弘识远，议论风生，递谈救时之策，如述家珍。司马德操云：识时务者为俊杰。余今喜遇其人，爰作歌以赠之。

保阳有伟人，家居濡水滨。
聪明本天授，志气愤风云。
胸襟罗万有，学术贯古今。
指挥天下事，如观掌上纹。
纵横亿万里，上下几千春。
雄谈惊四座，听者振精神。
说同生公法，顽石亦倾心。
同胞苦饥溺，岂能长山林。
投笔班定远，请缨汉终军。
同此七尺躯，后先相追寻。

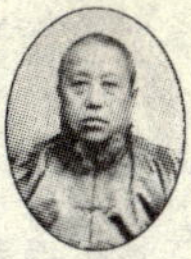



## 谢何筱棠赠诗为题扇上并为画兰于扇

山左有高士，飘然海鹤姿。
居近王贻上（新城人），后先相追随。
文章排屈宋，风裁等田夷。
大才难为用，抱负绌数奇。
沙麓初相遇，莫逆两心知。
殷勤奖励意，写作扇头诗。
更为画幽兰，龙蛇腾笔端。
国香况国士，自喻风骨骞。
竭成刍荛句，难答意绵绵。

## 题画

童子高振先者，友人锡三之哲嗣也。自髫龄已善书画，曾为画山水于扇端，因题其上。

种松作龙鳞，硬干撑浓云。
云白山泼黛，草色蒙茸新。
笔端生造化，景物逼天真。

## 题友人祁仲安肖相

北海有高士，翛然云鹤姿。
抱负济世略，落拓不逢时。
闲居多韵事，行乐任天倪。
作画学摩诘，作书学羲之。
弹琴多古调，知音少子期。

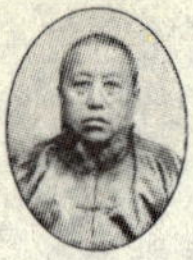



更悟养生理，玄奥师希夷。
身有九仙骨，何须一品衣。

## 挽陆军中将黄华轩公

卫岸风寒草色枯，日光黯黯云模糊。林鸟悲鸣厩马嘶，旌旗烈烈树扶疏。景物触怀何惨澹，壁垒依旧元老无。元老为谁我黄公，纶巾羽扇汉伏龙。民国肇造蟊贼起，公镇河朔靖刁风。国家依公将大用，将星忽坠太行东。才堪济世竟不寿，搔首直欲问苍冥。今日万众齐洒泪，我为公哭又为公。赓吁嗟我公遗爱在人兮，德被群生保障一方兮。萑泽风清抚恤士卒兮，待以心腹功垂异祀兮。勋铭鼎钟不朽有三兮，公身皆备神明之寿兮。天地无穷同胞熏沐兮，共荐馨香大招赋罢兮。我心凄怆公感虔诚兮，仿佛来飨骖鸾驾虬兮。空际翱翔俯仰乾坤兮，倍倍增感慨黄泉碧落兮。极目茫茫。

## 拟诸葛武侯祠堂对联

（奉天高等师范题）

学为帝师，才为王佐，六伐七擒廿余载，鞠躬尽瘁。
难回者天，不磨者心，阵图师表亿万年，浩气长存。